Angstsyndrome – Diagnostik und Therapie

Springer

*Berlin
Heidelberg
New York
Barcelona
Hongkong
London
Mailand
Paris
Singapur
Tokio*

H. Hippius · H. E. Klein · F. Strian

Angstsyndrome

Diagnostik und Therapie

Mit 7 Abbildungen, 6 Tabellen
und einer Falttafel im Umschlag

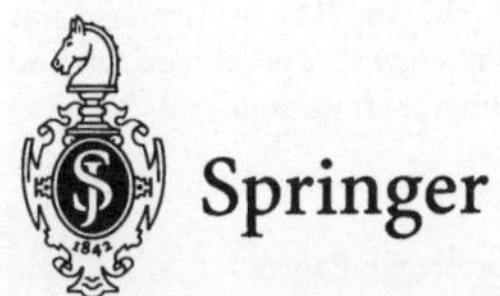

Springer

Prof. Dr. H. Hippius
Ludwig-Maximilians-Universität
Psychiatrische Klinik und Poliklinik
Nußbaumstraße 7
80336 München

Prof. Dr. H. E. Klein
Klinik und Poliklinik
für Psychiatrie und Psychotherapie
der Universität
Bezirksklinikum, Universitätsstraße 84
93053 Regensburg

Prof. Dr. F. Strian
Max-Planck-Institut für Psychiatrie
Kraepelinstraße 10
80804 München

ISBN-13:978-3-540-63977-0

Die Deutsche Bibliothek – CIP-Einheitsaufnahme
Hippius, Hanns
Angstsyndrome: Diagnostik und Therapie/H. Hippius; H. E. Klein; F. Strian. –
Berlin; Heidelberg; New York; Barcelona; Hongkong; London; Mailand;
Paris; Singapur; Tokio: Springer 1999
ISBN-13:978-3-540-63977-0   e-ISBN-13:978-3-642-59861-6
DOI:10.1007/978-3-642-59861-6

Umschlaggestaltung: Erich Kirchner, Heidelberg
Computer to plate, Druck, Bindearbeiten: Beltz, Hemsbach
SPIN: 10634089   25/3135 – 5 4 3 2 1 0 – Gedruckt auf säurefreiem Papier

Vorwort

Das Erleben von Angst gehört zum Wesen des Menschen – jeder Mensch kennt das Gefühl der Angst. Zukunftsvisionen vom »angstfreien Menschen« sind Utopien – letztlich unmenschliche Utopien. Angst vor Bedrohungen ist der Ausdruck einer psychophysischen Alarmreaktion, die Grundlage und Ausgangspunkt für die Entwicklung von Bewältigungsstrategien ist. So ist die Möglichkeit, ja man muß sagen, die Fähigkeit, Angst zu erleben, eine für die menschliche Existenz notwendige Grundgegebenheit.

Angst kann aber auch eine schwere, tiefgreifende Beeinträchtigung für das Leben eines Menschen bedeuten. Angstzustände sind vielgestaltig und können für den Einzelnen ganz verschiedene Bedeutungen und Folgen haben. Wenn nun ein Mensch unter seiner Angst leidet, wird er nach Wegen suchen, sich von der Angst zu befreien. Wenn ihm das selbst nicht gelingt, wird er vielleicht nach Hilfe von außen suchen. So kann schon das Sprechen über die Angst mit verständnisvollen Mitmenschen dazu beitragen, die Angst zu überwinden. Bei vielen Angstzuständen ist es jedoch notwendig, daß ärztliche Hilfe in Anspruch genommen wird. Dies wird aber immer noch von sehr vielen Menschen versäumt, was zu bedauern ist, weil in den letzten Jahrzehnten die Behandlungsmöglichkeiten für Angstzustände erheblich verbessert worden sind. Es darf allerdings nicht angenommen werden, daß jede Form der Angst einer ärztlichen *Therapie* bedürfe. Aber zumindest kompetente ärztliche *Diagnostik* sollte bei Angstzuständen viel häufiger in Anspruch genommen werden, als es bisher geschieht. Das ist allein schon deswegen anzuraten, weil es somatische Krankheiten gibt, bei denen Angst das hervorstechende Symptom ist (»sekundäre Angstkrankheiten«). Bei diesen Angstpatienten wird die Ursache erst durch die konsequente medizinische Diagnostik erkannt. Aber auch bei den verschiedenen Angstkrankheiten im engeren Sinne (»primäre Angstkrankheiten«) ist sorgfältige ärztliche Diagnostik angezeigt. Erst dann können die heute zur Verfügung stehenden vielfältigen Möglichkeiten zur Behandlung von Angstpatienten in vollem Umfang genutzt werden.

Wir hoffen, daß dieser *Leitfaden zur Diagnostik und Therapie von Angstsyndromen* für den Arzt in der Praxis nützlich ist.

H. HIPPIUS, H. E. KLEIN, F. STRIAN

LITERATUR

Der Leitfaden *Angstsyndrome – Diagnostik und Therapie* ist ein Taschenbuch für die tägliche Praxis. Deshalb wurde auf ausführliche Literaturverweise verzichtet. Eine begrenzte Zahl von Hinweisen auf *weiterführende Literatur* findet sich am Ende der einzelnen Kapitel.

Als *Handbücher* und *umfangreichere Darstellungen* liegen vor (Auswahl):

Kasper S, Möller HJ (Hrsg) (1995) Angst- und Panikerkrankungen. Fischer, Jena Stuttgart

Kielholz P, Adams C (Hrsg) (1989) Die Vielfalt von Angstzuständen. Deutscher Ärzte-Verlag, Köln

Roth M, Noyes R, Burrows GD (eds) (1988–1994) Handbook of anxiety, vol I-VI, Elsevier, Amsterdam New York

Strian F (Hrsg) (1983) Angst – Grundlagen und Klinik. Ein Handbuch zur Psychiatrie und medizinischen Psychologie. Springer, Berlin Heidelberg New York Tokyo

Hippius H, Ackenheil M, Engel R (Hrsg) (1988) Angst – Leitsymptom psychiatrischer Erkankungen. Springer, Berlin Heidelberg New York Tokyo

Hand I, Wittchen HU (eds) (1986) Panic and phobias. Springer, Berlin Heidelberg New York Tokyo

Inhaltsverzeichnis

Allgemeine Aspekte der Angst

1.1
Historische Aspekte

Angst bewegt die Menschheit seit ihren Anfängen. Das spiegelt sich in den ältesten Mythen und Symbolen wider.

Die Menschheitsgeschichte läßt erkennen, daß jede Zeit zu neuen Versuchen geführt hat, Ängste zu bewältigen oder wenigstens zu vermindern. Darin liegen Wurzeln für die Entstehung von Religionen, deren Fundamente die Überzeugung und der Glaube an die Geborgenheit in Gott sind. Ebenso wie in zurückliegenden Zeiten ist menschliche Existenz verknüpft mit der Fähigkeit, Angst zu erleben. Und auch in der Zukunft wird das immer so sein.

Der Begriff der Angst, wie es ihn heute in allen westlichen Sprachen für das psychologische Phänomen Angst gibt, leitet sich von der lateinischen Sprache ab. Im Lateinischen gibt es verschiedene Worte, die »eng« oder »einengen« bedeuten (angor, angere, angustus). Im Spätlateinischen taucht dann zur Kennzeichnung des Gefühls, das mit Enge einhergeht, das Wort »anxiosus« auf.

Alle mit »Angst« verbundenen Begriffe waren bis zum Beginn des 19. Jahrhunderts Worte der Umgangssprache und wurden erst dann – wohl erstmals durch Ph. Pinel – für den von einem englischen Arzt bei einem melancholischen Patienten beobachteten Zustand »with great distress and anxiety of mind« als Begriff in den psychiatrischen Wortschatz eingeführt.

1.2
Philosophische Aspekte

Sören Kierkegaard hat 1844 unter dem Pseudonym Vigilius Hafniensis in seinem Werk *Der Begriff der Angst* mit der Unterscheidung zwischen Furcht und Angst Begriffsdefinitionen gegeben, die später andere Philosophen wie Heidegger und Jaspers übernommen haben und die auch in die medizinische Terminologie eingegangen sind.

Kierkegaard stellte fest, daß die Furcht sich auf etwas Bestimmtes bezieht, sie ist gegenstandsgebunden; die Angst dagegen ist eigentümlich unbestimmt, sie ist kein »intentionales Gefühl«, sondern gegenstandslose »Stimmung«. Während Heidegger Angst als Angst des »In-der-Welt-Seins« versteht und inhaltlich als Angst vor dem Tode thematisierte, wurde sie von Kierkegaard konkreter als Weltangst und als Angst vor der Freiheit verstanden. Jaspers unterschied grundsätzlich eine bloße Daseinsangst (eine Angst vor dem Tode und dem Nicht-Sein) von der unbestimmten existentiellen Angst. Jaspers hat auf einen konstruktiven Aspekt der Angst aufmerksam gemacht: Angst sei notwendig, da sich der Mensch ohne sie in einer Scheinsicherheit wähne. Aus philosophischer Sicht wird Angst in einer Beziehung mit der Sicherheit des Weltverhaltens gesehen. Das In-Frage-Stellen der sinnvollen Einordnung des Menschen im Kosmos bringe zusätzlich zu den furchtauslösenden Bedrohungen Angst, in der es um das Sein in der Welt gehe.

1.3
Zeitgeschichtliche Aspekte

A. Camus hat unsere Zeit als ein »Jahrhundert der Angst« bezeichnet. So wenig diese philosophische These durch einen Vergleich zu zurückliegenden Jahrhunderten zu belegen ist, so ist es doch wert, sich Rechenschaft über Ängste und Angstbereitschaft in unserer gegenwärtigen Gesellschaft zu geben. Der viele Menschen betreffende Verlust der festen Bindung an einen religiösen Glauben trägt sicherlich dazu bei, daß heute lebende Menschen häufiger und intensiver »existentielle« Ängste erleben. Sie verfügen nicht mehr über die in einem festen Glauben wurzelnden Möglichkeiten zur Auseinandersetzung und zur Bewältigung der Angst.

Wie zu jeder Zeit bewegen auch in der Gegenwart Ängste vor Gesundheitsrisiken die Menschen. Im Mittelalter wurden die größten Bedrohungen der Gesundheit und des Lebens in Kriegen, im Hunger und in den großen Seuchen gesehen. Heute sind – nach Überwindung der Gefahren durch Seuchen – gewissermaßen an deren Stelle Ängste vor Bedrohungen der individuellen Gesundheit durch Umweltschäden getreten. So berechtigt und einfühlbar solche Ängste und Besorgtheiten beispielsweise in Hinblick auf die Schäden nach den Atombombenabwürfen am Ende des Zweiten Weltkriegs und in der Folgezeit nach dem Kernkraftwerksunfall in Tschernobyl auch sind – bemerkenswert ist die oft »epidemieartige« Ausbreitung solcher gesundheitsbezogener Ängste. Diese – nicht selten durch die Sensationspresse noch erheblich verstärkten – oft irrationalen Ängste vor vielfach noch keineswegs eindeutig beurteilbaren Umweltgefahren (z. B. Ozonloch und Elektrosmog, Holzschutzmittel und Amalgamfüllungen) sind die kollektiven Angstthemen der Gegenwart.

1.4
Psychoanalytische und entwicklungspsychologische Aspekte

S. Freud hat sich immer wieder mit dem Phänomen der Angst auseinandergesetzt. Es schien ein unerklärliches Phänomen zu sein, daß sowohl die Angst als auch die Abwehrmechanismen auch dann weiterbestanden, wenn die angstauslösenden Faktoren offenkundig nicht mehr nachweisbar waren. Freuds frühe Erklärungsversuche wurzelten in physiologischen Grundanschauungen – später traten in seinen Überlegungen mehr psychologisch-anthropologische Perspektiven in den Vordergrund. So sah Freud in der Angst die Folge einer unzureichend abgeleiteten sexuellen Triebspannung, wobei es zu einer toxischen Überschwemmung des Organismus mit Sexualstoffen käme. Später (1926) leitete er aus Patientenbeobachtungen ab, daß »Angst allemal die Reaktion auf eine Gefahr« sei. Freud wies der Angst in seinem zu diesem Zeitpunkt entwickelten Persönlichkeitsmodell mit den Instanzen des Es, des Ich und des Über-Ich eine wesentliche Bedeutung im Sinne einer Signalfunktion zu. Er nahm an, daß Angsterleben gleichsam »wie eine Impfung« wirke, um bei zukünftiger entsprechender Gefahr das Ich zu schützen. Während die Signaltheorie der Angst von Freud für reale oder als real wahrgenommene Bedrohungen von außen angenommen wurde, postulierte er weiterhin eine zweite, traumatische Angst. Letztere vermutete er bei der Aktualneurose, deren Entstehung durch traumatische Wirkungen bei der Geburt, in der frühen Kindheit oder im Erwachsenenalter bedingt sei. Weder das Konzept der traumatischen Neurose noch das der Aktualneurose hat in der Theorie der heutigen Psychoanalyse noch größere Bedeutung.

Insgesamt bekam jedoch das Phänomen der Angst in Freuds Theorien eine immer zentralere Bedeutung. Wurde Angst von ihm zuerst als ein Resultat physischer Prozesse, also als ein sekundäres Phänomen aufgefaßt, so sah er später in der Angst ein primäres psychisches Geschehen. Aus der psychoanalytischen Betrachtungsweise und modernen entwicklungspsychologischen Auffassungen läßt sich eine »Entwicklungsgeschichte« der Angst im individuellen Werdensprozeß ableiten. Nach Bowlby u. Spitz kann es schon im frühesten Kleinkindesalter (in den ersten 7 Lebensmonaten) zu Furchtreaktionen im Sinne einer »primären Angst« kommen. Spitz untersuchte Angst bei Kindern und fand 3 Stadien der Angstentwicklung. Im ersten Stadium, das die Zeit von der Geburt bis zum 1. Lebensmonat umfaßt, besteht eine relativ hohe Angstschwelle »mit unspezifischen, kurzen und inkonsistenten Angstreaktionen«. Eigentlich kann in diesem Lebensabschnitt nur zwischen Äußerungen des Unbehagens und der Ruhe unterschieden werden, differenziertere Gefühlsäußerungen wie Lust oder Angst sind nicht erkennbar. Im Zeitabschnitt zwischen dem 2. und 6. Lebensmonat sind bereits unterschiedliche Äußerungen des Wohlbehagens zu erkennen. Wie die mittlerweile klassischen Experimente von Spitz gezeigt haben, führt das Bewegen einer rudimentären Maske, an der nur Nase und Augen erkennbar sind, bereits dazu, bei Kindern in dieser Altersstufe ein Lächeln hervorzurufen. Gleichzeitig werden Furchtreaktionen anhaltender und spezifischer (Zunahme der Objektbezogenheit). Im 7. bis 10. Lebensmonat kommt es zur »drastischen Furchtreaktion«, wenn sich Fremde dem Kind nähern (umgangssprachlich als »Fremdeln« oder als »Acht-Monats-Angst« bezeichnet). Dies hat Spitz als erste erkennbare Angstreaktion bei Kindern angesehen und gefolgert, daß Furcht ontologisch die Erstmanifestation der Angst darstelle.

In Anlehnung an die von der Psychoanalyse abgegrenzten Phasen der Sexualentwicklung lassen sich in der weiteren Entwicklung des Menschen auch aufeinanderfolgende Phasen der »inhaltlichen Angstorientierung« unterscheiden. Aus der sehr frühen Angst vor Verlust der mütterlichen Liebe erwächst allgemein die Angst vor Liebes- und Zuwendungsverlust. Trennungsängste stehen am Ende des 1. Lebensjahres im Vordergrund (»Acht-Monats-Angst«). Später folgen Ängste vor Kritik und Strafe. Von der klassischen psychoanalytischen Theorie von der Entwicklung der kindlichen Sexualität ist als weitere frühe Entwicklungsstufe eine Phase sexueller Ängste (»Kastrationsangst«) abgeleitet worden. Mit weiterer Reifung können sich Ängste inhaltlich dann z. B. auf den Verlust der eigenen Rollenidentität beziehen und sind noch später schließlich als Ängste z. B. vor dem eigenen Masochismus, letztlich als Angst vor der Intensität der eigenen Triebe aufzufassen.

Die von der Psychoanalyse und der Entwicklungspsychologie ausgehende ontogenetische Betrachtungsweise der Angstthemen ist in erweiterter Form allgemein akzeptiert worden. Danach kann man in der Entwicklung eines Menschen in zeitlicher Aufeinanderfolge verschiedene Angstwurzeln im Sinne einer »Entwicklungsgeschichte der Angst« voneinander unterscheiden. Der frühen Existenzangst folgen Trennungs- und Verlustangst. Später stehen Versagensangst sowie Angst vor Schuld und Strafe im Vordergrund. Im Laufe des Lebens kann dann die Angst vor der Bedrohtheit des Selbstwertgefühls, die Angst vor Verlust der Identität oder auch die Angst vor Verlust der sozialen Rolle zentrale Bedeutung bekommen.

Der schon von Freud beschriebene und von Fenichel besonders häufig an Kindern beobachtete »Wiederholungszwang« stellt den Versuch dar, durch aktive Wiederholung passiver, angstmachender Erfahrungen in selbstgewählter Quantität und Zeitfolge unangenehme, angstbesetzte Erlebnisse zu bewältigen.

In Fortführung dieser Überlegung schrieb Epstein der Bewältigung von traumatischen Erlebnissen durch Wiederholungen folgende Funktionen zu:

1. Entladung aufgestauter Spannungen;
2. Substitution passiver durch aktive Erfahrungen;
3. Neuerleben des Traumas in kleinen, bewältigbaren Dosen.

Ein ebenfalls in der Psychoanalyse wurzelndes Modell stammt von H.S. Sullivan, der die Entwicklung und Dynamik zwischenmenschlicher Beziehungen in den Mittelpunkt rückt. Bei Sullivan steht nicht mehr das alte triebdynamische Konzept der Psychoanalyse (z. B. Angst aus fehlender Triebbefriedigung) im Vordergrund; er sieht die Ursache für die Entstehung von Angst in einer Beeinträchtigung des Gefühls von Geborgenheit und Sicherheit.

Riemann hat als Psychoanalytiker versucht, vier »Grundformen der Angst« zu beschreiben:

1. die Angst vor der Selbsthingabe, die als Ich-Verlust und Abhängigkeit erlebt wird;

2. die Angst vor der Selbstwerdung, die als Ungeborgenheit und Isolierung erlebt wird;
3. die Angst vor dem Wandel, die als Vergänglichkeit und Unsicherheit erlebt wird;
4. Die Angst vor der Notwendigkeit, die als Endgültigkeit und Unfreiheit erlebt wird.

1.5
Lern- und verhaltenstheoretische Aspekte

Pawlow hat in seinen klassischen Tierversuchen gezeigt, daß Reize, die mit angst- oder schmerzauslösenden Erfahrungen gekoppelt werden, nach erfolgter Konditionierung für sich selbst angstauslösend wirken können. Daß auch beim Menschen solche Konditionierungen möglich sind, wurde erstmals 1920 von Watson und Rayner gezeigt. In der Verarbeitung konditionierter Ängste können sich die Abwehrmechanismen so weit verselbständigen, daß die Angst sowohl phänomenologisch als auch im subjektiven Erleben weitgehend in den Hintergrund tritt. So kann es z.B. zu Vermeidungsverhalten kommen, ohne daß Angst überhaupt noch wahrnehmbar ist bzw. subjektiv erlebt wird. Skinner hat dann 1941 erstmals in seinen umfangreichen lernpsychologischen Untersuchungen gezeigt, daß Tiere auf ursprünglich positive (z.B. sexuelle oder Nahrungs-) Reize nicht mehr reagierten, wenn ihnen gleichzeitig ein an sich neutraler (z.B. Licht-) Reiz angeboten wurde, der früher einmal als Warnsignal mit elektrischen Schlägen gekoppelt war.

Für das Verständnis von Verhaltensweisen bei Angstpatienten haben alle Befunde der Konditionierungsforschung unverändert Bedeutung, wenn sich auch das klassische Konditionierungsmodell Pawlows sehr bald als unzureichend für die Erklärung der vielfältigen Entstehungs- und Verarbeitungsweisen von Angst erwiesen hat.

So machte es von vornherein Schwierigkeiten, die in Konditionierungsversuchen fast immer zu beobachtende schnelle Extinktion mit den bei Angstpatienten völlig gegensätzlichen Erfahrungen der Persistenz von Angstreaktionen in Einklang zu bringen. Zur Erklärung dieser Widersprüche zum klassischen Konditionierungsmodell sind in letzter Zeit viele Theorien entwickelt worden. Das hängt damit zusammen, daß das wissenschaftliche Interesse an der Lern- und Verhaltenspsychologie ganz allgemein ungewöhnlich breit und groß geworden ist. So wurde auch das Angstproblem von vielen verschiedenen Seiten der behavioristischen Psychologie in jüngerer Zeit sowohl mit experimentellen Methoden als auch unter theoretischem Aspekt wieder intensiv bearbeitet. Aus den modernen Auffassungen der Lerntheorie sind in den letzten Jahren mehrere Angstmodelle abgeleitet worden, die manchen klinischen Aspekten der Angst, der Entstehung, der Verarbeitung und den Behandlungsmöglichkeiten von Angst weit besser gerecht werden als die früheren Konditionierungsmodelle.

So hat beispielsweise H. J. Eysenck mit seiner »Inkubationstheorie« versucht, eine Erklärung für die Persistenz von konditionierter Angst und deren Sekundärfolgen zu geben.

Er nimmt an, daß insbesondere die vegetativen Begleitphänomene der Angst zum eigenständigen aversiven Reiz werden, die durch Rückmeldungen die sonst zu erwartende Habituation an den Primärreiz verhindern. Andere moderne Ansätze zur Entwicklung neuer Angstmodelle, die die noch enger am Konditionierungsmodell orientierte ältere Lerntheorie zu einer sozial-kognitiven Lerntheorie ausweiten, hat Bandura aufgezeigt. Nach Bandura muß man davon ausgehen, daß nur ein kleiner Teil von Verhaltensweisen durch eigene Erfahrungen eigenständig gelernt (oder durch angeborene Verhaltensmuster bestimmt) wird.

Womöglich ist menschliches Verhalten (und in diesem Zusammenhang auch die Entwicklung von Angst) weit mehr abhängig von Beobachtungen an anderen Individuen (»Beobachtungslernen«). Da dieses »Erlernen« von Gefühlen durch »Empathie« stark von den Beziehungen abhängt, die zwischen den in diesen Prozeß einbezogenen Individuen bestehen, relativieren diese neueren Betrachtungsweisen übrigens auch die in den vergangenen Jahren oft zu Unrecht hervorgehobene Unvereinbarkeit »psychoanalytisch-psychodynamischer« und »lern- und verhaltenspsychologischer« Konzepte. Gleichzeitig werden durch diese neueren Auffassungen aber auch kognitive Aspekte in die Modellvorstellungen des Angstphänomens eingebracht. So wird in jüngerer Zeit immer mehr in Frage gestellt, daß Angst stets nur das Korrelat eines reflexhaft ablaufenden Vermeidungsverhaltens sei. Es wird inzwischen wieder berücksichtigt, daß Angst für das Individuum auch Signal- und Informationscharakter hinsichtlich etwaiger Gefahren haben kann.

Nach Bandura stehen Angst einerseits und Abwehr- und Anpassungsmechanismen andererseits in kausaler Wechselbeziehung. So wird es verständlich, daß bereits Erwartungen etwaiger Auswirkungen angstauslösender Situationen das individuelle Verhalten entscheidend beeinflussen können.

Ein besonders wichtiger Einfluß der Lern- und Verhaltenspsychologie auf die Angstforschung liegt im übrigen darin, daß die empirisch-experimentelle Forschung auch im klinischen Bereich wieder Auftrieb bekommen hat. Die reine Inhaltsanalyse wird ergänzt durch Verhaltensanalysen und psychophysiologische Untersuchungen.

Als Parameter für verhaltensanalytische Untersuchungen können z. B. dienen:

1. Verhaltensweisen, die Vermeidungsverhalten charakterisieren;
2. Artikulationsstörungen;
3. motorische Koordinationsstörungen;
4. Hemmung von Verhaltensabläufen;
5. Defizite bei komplexen kognitiven Leistungen.

Besonders breit ist das Spektrum der psychophysiologischen Parameter, die bei experimentellen Untersuchungen zum Angstproblem in den letzten Jahren berücksichtigt worden sind. Wenn es auch keinen einzigen »angstspezifischen Parameter« gibt, so können doch durch systematische Längsschnittuntersuchungen verschiedener psychophysiologischer Parameter Reaktionsmuster beschrieben werden, die wichtige Aufschlüsse über die somatischen Begleitphänomene der Angst geben.

Als Meßgrößen kommen z. B. in Betracht:

1. periphere Herz- und Kreislaufparameter wie Herzfrequenz und Pulsvolumenamplitude;
2. Vasomotorik peripherer Gefäße (z. B. an der Stirn, an der Hand);
3. Hautleitfähigkeit;
4. EEG;
5. Schweißsekretion;
6. Speichelsekretion;
7. Pupillenmotorik;
8. Atemkurve;
9. EMG.

Alle bisher durchgeführten Untersuchungen haben übereinstimmend gezeigt, daß die verbalen, psychophysischen (physiologischen) und verhaltensanalytischen Variablen der Angst nur sehr gering miteinander korrelieren (Asynchronizität der verschiedenen Angstvariablen). Gegenüber Angstauslösern kann z. B. bei physiologischen Variablen ein Gewöhnungseffekt beobachtet werden, während die Angst weiterhin in unverminderter Intensität erlebt wird; umgekehrt können physiologische Variablen oder die Verhaltensantworten zur Angstabwehr persistieren, während psychische Angst nicht mehr subjektiv erlebt wird. Von Epstein konnte gezeigt werden, daß das Zeitraster der Angstentwicklung in experimentellen Situationen vom Grad der subjektiven Erfahrung des jeweiligen Individuums abhängig ist.

Während unerfahrene Fallschirmspringer ihre größte Angst beim »Fertig-zum-Sprung«-Signal erlebten, wurde von erfahrenen Springern die größte Unruhe bereits am Morgen vor dem Sprung berichtet. Epstein interpretierte diese Befunde folgendermaßen: Während es bei unerfahrenen Individuen in direkter Konfrontation mit einem auslösenden Ereignis zu einer generalisierten Angstentwicklung kommt, tritt bei erfahrenen Individuen der Signalcharakter der Angst in den Vordergrund, der zeitlich vor dem Ereignis liegt. Im Augenblick der Gefahr (Fallschirmsprung) dagegen werden bei Erfahrenen Angst und überschießende Begleitreaktionen wie Änderungen von Pulsfrequenz, Atmung und Hautwiderstand offenbar gehemmt.

Epstein spricht in diesem Zusammenhang von selektiven Hemmkontrollen im Rahmen eines streng geregelten Kontrollsystems in Gegenüberstellung zum »Alles-oder-Nichts«-Kontrollsystem.

Die mangelnde interindividuelle Korrelation der verschiedenen Angstvariablen haben Lacey u. Lacey durch das Postulat eines individuell typischen Antwortmusters zu erklären versucht. So wird angenommen, daß manche Individuen auf Angstreize primär mit Herzklopfen und andere mit Schwitzen und wieder andere mit gastrointestinalen Symptomen reagieren. Seligman nahm biologische Determinanten für die unterschiedliche »Bereitschaft« von Individuen, bedingte und unbedingte Reize miteinander zu koppeln, an. Er postulierte, daß für bestimmte Phobien etwa deshalb eine besondere »Bereitschaft« bestünde, weil sie eine natürliche, aus der Evolution verständliche Bedeutung für das Überleben der Spezies hätten. Diese Theorie konnte jedoch von der Arbeitsgruppe um Seligman in empirischen Untersuchungen an Patienten bisher nicht weiter belegt werden.

Literatur

Bandura A (1977) Self-efficacy: Toward a unifying theory of behavioral change. Psychol Rev 84:191–215

Brady JV (1962) Psychophysiology of emotional behavior In: Bachrach AJ (eds) Experimental foundations of clinical psychology. Basic Books, New York, pp 343–385

Compton A (1980) Psychoanalytic theories. In: Kutash JL, Schlesinger LB et al. (eds) Handbook on stress and anxiety. Jossey-Bass, San Francisco Washington London

Epstein S (1977) Versuch einer Theorie der Angst. In: Birbaumer N (Hrsg) Fortschritte der klinischen Psychologie – Psychophysiologie der Angst. Urban & Schwarzenberg, München Wien Baltimore

Eysenck HJ (1968) A theory of the incubation of anxiety, fear responses. Behav Res Ther 6:319–321

Eysenck HJ (1992) Anxiety – The cognitive perspective. Lawrence Erlbaum, Hillsdale/NJ

Fenichel O (1945) The psychoanalytic theory of neurosis. Norton, New York

Freud S (1894) Über die Berechtigung, von der Neurasthenie einen bestimmten Symptomenkomplex als »Angstneurose« abzutrennen. Neurol Zentralbl 14:50–66 (Freud S (1971) Studienausgabe, Bd VI. Fischer, Frankfurt am Main, S 25–49)

Freud S (1926) Hemmung, Symptom und Angst. Internationaler Psychoanalytischer Verlag, Leipzig Wien Zürich (Freud S (1971) Studienausgabe, Bd VI. Fischer, Frankfurt am Main, S 229–308)

Häfner H (1996) Umweltängste in der Mediengesellschaft. z 138:848–851

Lacey J, Lacey B (1958) Verification and extension of the principle of autonomic response-stereotypy. Am J Psychol 71:50–73

Pichot P (1989) Das Problem der Angst in historischer Sicht. In: Kielholz P, Adams C (Hrsg) Die Vielfalt von Angstzuständen. Deutscher Ärzte-Verlag, Köln, pp 235–241

Riemann F (1975) Grundformen der Angst. Reinhardt, München

Schulz W (1965) Das Problem der Angst in der neueren Philosophie. In: Ditfurth H von (Hrsg) Aspekte der Angst. Thieme, Stuttgart

Seligman MEP (1975) Helplessness on depression, development and death. Freeman, San Francisco

Skinner BF (1969) Contingencies of reinforcement. Appleton, New York

Spitz RA (1950) Anxiety in infancy. Int J Psychoanal 31:138–143

Spitz RA (1965) The first year of life. Inernational Univ Press, New York

Watson JB, Rayner R (1920) Conditioned emotional reactions. J Exp Psychol 3:14

Zapotoczky HG, Herzog G (1995) Lerntheoretische Modellvorstellungen zur Ätiologie von Angsterkrankungen. In: Kasper S, Möller HJ (Hrsg) Angst- und Panikerkrankungen. Fischer, Jena Stuttgart 349–365

KAPITEL 2

Epidemiologie der Angstsyndrome

Die Ermittlung von Informationen über die *Häufigkeit* psychischer Störungen (von unterschwelligen psychischen Auffälligkeiten bis hin zu schweren psychiatrischen Erkrankungen) in der Allgemeinbevölkerung ist das Ziel der epidemiologischen Forschung in der Psychiatrie. Auf den ersten Blick scheint es, daß Fragen nach der Häufigkeit von Krankheiten sehr einfach durch simples Auszählen beantwortbar sein müßten. Damit aber Informationen aus Häufigkeitsermittlungen zuverlässig und reproduzierbar sind und schließlich auch vergleichbar mit den Befunden anderer Untersucher in anderen Populationen werden, wurden erst in den letzten 2 Jahrzehnten die theoretischen Voraussetzungen geschaffen. Es wurde ein umfangreiches Methodeninventar erarbeitet, das den Besonderheiten der Psychiatrie Rechnung trägt.

Die Grundbegriffe der *Prävalenz* (Prozentanteil der untersuchten Population, bei dem die jeweils untersuchte Auffälligkeit, Störung oder Krankheit nachzuweisen ist) und der *Inzidenz* (Prozentanteil der Population, bei dem die untersuchte Auffälligkeit, Störung oder Krankheit in einem festgelegten Zeitraum erstmals festgestellt wird) sind selbstverständlich auch in der Psychiatrie die wesentlichen Bezugspunkte. Besondere Anforderungen werden in der Psychiatrie jedoch an die Methoden der »Falldefinition«, der »Fallfindung« und der »Stichprobenziehung« gestellt. Das hängt nicht zuletzt mit grundsätzlichen Problemen der psychiatrischen Diagnostik zusammen. Die operationalisierten Diagnosenklassifikationen (DSM-III, -IIIR und -IV sowie ICD-10) sind – trotz der mit diesen Klassifikationssystemen verbundenen Problemen (s. Kap. 5) – durchaus solide Bezugssysteme für die psychiatrisch-epidemiologische Forschung. Schwierigkeiten ergeben sich nur daraus, daß die ICD-10-Klassifikation und die DSM-Klassifikationen nicht deckungsgleich sind. Immerhin sind jedoch in beiden Klassifikationssystemen bei den Angstsyndromen Differenzierungen vorgenommen worden, die in wesentlichen Punkten tendenziell übereinstimmen. Mit diesen Differenzierungen gehen sowohl DSM-III, -IIIR und -IV als auch die ICD-10 weit über die alte, sehr einfache und summarische diagnostische Unterscheidung von lediglich zwei Kategorien der Angstsyndrome (ICD-9: »Angstneurose« und »Phobie«) hinaus. Da die wesentlichen epidemiologischen Studien über Angstsyndrome erst in den letzten Jahren durchgeführt worden sind, erweist es sich als Vorteil, daß dabei immer schon die neuen Klassifikationssysteme berücksichtigt worden sind.

Dennoch können scheinbar geringfügige Unterschiede bei operationalisierten Merkmalen verschiedener Klassifikationssysteme unerwartet große Auswirkungen auf die Ergebnisse epidemiologischer Untersuchungen haben. So haben Eaton und Mitarbeiter darauf hingewiesen, daß die Änderung nur eines einzigen diagnostischen Kriteriums der Panikstörung (DSM-III: mindestens 3 vorausgehende Panikattacken; DSM-IIIR: lediglich eine vorausgehende Panikattacke mit nachfolgender anhaltender Angstsymptomatik) zur Erhöhung der Prävalenzrate um 30 % führt!

Je sensibler die »Erfassungsinstrumente« bei epidemiologischen Studien sind, desto höher (und womöglich in Einzelaspekten auch realitätsferner?) werden die Prävalenz- und Inzidenzziffern. Deswegen sollte man sich bei der Einschätzung des Aussagewerts der Ergebnisse psychiatrisch-epidemiologischer Forschung aus jüngster Zeit doch noch die Befunde von älteren Untersuchungen vor Augen halten. So wurden z. B. in der von Dilling u. Weyerer in den frühen 70er Jahren begonnenen und später von Fichter fortgeführten Oberbayerischen Verlaufsstudie nach den älteren, nicht differenzierenden ICD-9-Kriterien Ziffern für die Punktprävalenz (Häufigkeit zum Zeitpunkt der Untersuchung) für Angstsyndrome (Angstneurosen und Phobien) zwischen 2 und 3 % festgestellt. Entsprechende neuere Untersuchungen sind für die Gesamtheit aller Angstsyndrome (ohne Einschluß der Zwangssyndrome) zu Punktprävalenzziffern zwischen 3,5 und 6 % gekommen.

Epidemiologische Untersuchungen in verschiedenen Ländern haben übereinstimmend zu dem Ergebnis geführt, daß die einfachen Phobien die am häufigsten vorkommenden Angstsyndrome sind (Lebenszeitprävalenz zwischen 4,5 und 11,3 %). Weitere Auswertungen der Befunde der in verschiedenen Ländern durchgeführten Untersuchungen haben zu folgenden Häufigkeitsziffern (Lebenszeitprävalenz) für die übrigen Angstsyndrome geführt:

- Agoraphobie: 2,1–10,9 %
- Generalisierte Angststörung: 1,9–8,5 %
- Zwangsstörungen: 2,0–3,2 %
- Panikstörungen: 1,1–3,5 %
- Soziale Phobien: 1,0–3,9 %

Weitere Einzelheiten s. Perkonigg u. Wittchen 1995.

Außer der an repräsentativen Stichproben ermittelten und daher auf die Gesamtbevölkerung einer Region oder eines Landes extrapolierbaren Prävalenzzahl für die verschiedenen Angstsyndrome sind auch die Ergebnisse von Untersuchungen aufschlußreich, die über die Häufigkeit von Angstsyndromen in der Allgemeinpraxis informieren. Im Rahmen einer von der WHO zu dieser Fragestellung organisierten Studie wurde für die Situation in Deutschland festgestellt, daß bei einem erstaunlich hohen Prozentsatz (9–10 %) der Patienten, die eine allgemeinärztliche Praxis aufsuchen, ein generalisiertes Angstsyndrom diagnostiziert wurde. Dem gegenüber liegen die Prävalenzziffern für Agoraphobien und Panikstörungen deutlich niedriger (1,5–1,9 % bzw. 1,0–1,7 %). Da in dieser Untersuchung einfache Phobien nicht berücksichtigt worden waren, können die Ergebnisse nicht ohne weiteres auf die vorerwähnten bevölkerungsbezogenen Zahlen bezogen werden. Außerdem vermitteln die aus Allgemeinpraxen stammenden Daten nicht nur ein Bild von der Häufigkeit der Angstsyndrome sondern auch von dem ausgeprägten »Hilfesuchverhalten« (»Inanspruchnahmeverhalten«) der Angstpatienten, insbesondere der Patienten, die unter einer generalisierten Angst leiden.

Über die Häufigkeit der vielfältigen verschiedenen »sekundären Angstsyndrome« gibt es bedauerlicherweise noch keine Informationen.

Ein wichtiges Ergebnis der epidemiologischen Forschung ist die Feststellung, daß bei mehr als der Hälfte der Probanden, bei denen ein Angstsyndrom diagnostiziert wurde, zusätzlich auch noch die Kriterien von zumindest einer weiteren Angststörung (Übersicht über die verschiedenen Angststörungen s. Kap. 7) erfüllt sind. Solche »Assoziationen« weisen darauf hin, daß die Zusammenhänge zwischen den verschiedenen Angststörungen größer sind, als der derzeitige Stand der differenzierten Diagnosenklassifikationen annehmen läßt.

Ein weiteres, in den letzten Jahren intensiv untersuchtes, aber auch mit vielen Spekulationen überladenes Problem sind die postulierten Beziehungen zwischen Angstsyndromen und depressiven Syndromen. Dieser oft vorschnell als Paradebeispiel einer »echten Komorbidität« auf dem Gebiet der psychiatrischen Krankheiten interpretierte Befundbereich wird hoffentlich in der Zukunft auch von vorurteilsfrei und methodisch gut konzipierten epidemiologischen Studien (unter Einschluß von sorgfältigen Verlaufsuntersuchungen) neue Erkenntnisse bringen (zum Problem der sog. Komorbidität s. Kap. 3).

Bei allen Erwartungen, durch künftige epidemiologische Untersuchungen weitere wesentliche Erkenntnisse gewinnen zu können, kann schon jetzt ein für die ärztliche Praxis wichtiges Faktum festgehalten werden:

- Angstsyndrome sind häufige psychiatrische Krankheitsbilder.
- Das Wissen von ihrer Häufigkeit (etwa 15 % der Bevölkerung leiden irgendwann einmal in ihrem Leben unter einem der verschiedenen Angstsyndrome) ist eine Grundlage dafür,
  - daß die Symptomatik bei den Betroffenen erkannt wird und
  - daß die Patienten dann auch einer adäquaten Therapie zugeführt werden.

LITERATUR

Dilling H, Weyerer S (1984) Prevalence of mental disorders in the small town – rural region of Traunstein (Upper Bavaria). Acta Psychiatr Scand 69:60–79

Eaton WW, Kessler RC, Wittchen HU, Magee WI (1994) Panic and panic disorders in the United States. Am J Psychiatry 151:413–420

Fichter MM (1990) Verlauf psychischer Erkrankungen in der Bevölkerung. Springer, Berlin Heidelberg New York Tokyo

Perkonnig A, Wittchen HU (1995) Epidemiologie von Angststörungen. In: Kasper S, Möller HJ (Hrsg) Angst und Panikerkrankungen, Fischer, Jena Stuttgart

Üstün TB, Sartorius N (1995) An international study of psychosocial disorders in 14 countries. In: Miranda I, Hohmann A, Atkinson C, Larson D (eds) Mental disorders in primary health care. Jossey Bass, San Francisco

KAPITEL 3

Neurobiologie der Angst und der Anxiolytika

> Das Substrat aller Phänomene der menschlichen Psyche ist das Gehirn. So sind auch alle Erscheinungen der »normalen« und der »pathologischen« Angst mit Strukturen des Gehirns und deren Funktionen verknüpft. Die Aufklärung dieser Zusammenhänge ist das Ziel der modernen neurobiologischen Forschung. Dabei wird – im Gegensatz zu älteren Forschungsansätzen – nicht mehr die Frage nach den somatischen »Ursachen« (schon gar nicht mehr nach »*der Ursache*«!) gestellt; die Perspektive der Neurobiologie ist auf die somatischen *Korrelate* psychischen Erlebens, Befindens und Verhaltens gerichtet.

Auf dem Gebiet der Angstforschung werden psychische und somatische Phänomene mit jeweils phänomenadäquaten Methoden möglichst differenziert untersucht und dann vorurteilsfrei in ihren zeitlichen Abläufen aufeinander bezogen. Somatische und psychische Phänomene werden im ersten Schritt als Korrelate der postulierten, beiden Phänomenbereichen im Gehirn zugrundeliegenden und dort ablaufenden Grundprozesse interpretiert. Einflußgrößen für diesen Grundprozeß und die von ihm ausgehenden Sekundärprozesse mit ihren somatischen und psychischen Korrelaten sind Wechselwirkungen und Rückkopplungsprozesse zwischen dem psychischen und somatischen Phänomenbereich. In der modernen Neurobiologie werden psychische und somatische Phänomene also als gleichwertig betrachtet; dadurch wird vermieden, daß z. B. Angst lediglich reduktionistisch als »psychisches Epiphänomen« eines eindeutig definierten somatischen Grundvorgangs aufgefaßt wird.

Der einseitige, inzwischen überholte mechanistische Denkansatz, alle psychischen Phänomene seien nur Folgeerscheinungen eines somatischen Grundvorgangs, hat in den zurückliegenden 100 Jahren immer wieder auch die Angstforschung beherrscht. In diesem Zusammenhang ist daran zu erinnern, daß am Ende des vorigen Jahrhunderts sogar S. Freud bei seinen Arbeiten über Angst zuerst – bevor er dann seine psychodynamischen

Theorien entwickelte – die Genese von Angst als Ausdruck eines somatischen Grundprozesses interpretiert hat.

In der Folgezeit hat sich dann aber die Angstforschung für längere Zeit unter weitgehender Vernachlässigung naturwissenschaftlicher Aspekte – und daher wiederum sehr einseitig – auf psychologisch-psychodynamische und sozialwissenschaftliche Fragestellungen eingeengt.

> In der zweiten Hälfte des 20. Jahrhunderts bekam dann die Auffassung, daß Ätiologie und Pathogenese von Angstphänomenen mit naturwissenschaftlichen Methoden erforschbar seien, großen Auftrieb durch die Entdeckungen der
>
> - sog. *anxiogenen Pharmaka* und der
> - *Anxiolytika*, also der Medikamente, die heute für die ärztliche Behandlung von Angstsyndromen unentbehrlich sind.

Diese Entwicklung auf dem Gebiet der Angstforschung ist vergleichbar mit den jüngeren Entwicklungen bei der Erforschung der Schizophrenie und der manisch-depressiven Psychosen. Die der klinischen Empirie zu verdankende Entdeckung der Neuroleptika und der Antidepressiva wurde zum Ausgangspunkt für die Erfolge der naturwissenschaftlichen Grundlagenforschung auf dem Gebiet der Schizophrenie und der Depressionen. Die Aufklärung der biochemisch-pharmakologischen Wirkungsmechanismen der Neuroleptika und Antidepessiva war die Basis der Forschungen, die zur »Dopaminhypothese« der Schizophrenie und der »Noradrenalin- und Serotoninhypothese« der Depression geführt haben. Die Entdeckung der Anxiolytika ist ebenfalls der klinischen Empirie zu verdanken. Bei der Erforschung der Wirkungsmechanismen der anxiolytischen Medikamente stand dann für lange Zeit vor allem das GABA-System im Mittelpunkt.

3.1
Neuronale Strukturen und Angstgenese

> Ergebnisse von Tierversuchen (Ausschaltungs- und Reizexperimente) und Befunde klinisch-neurochirurgischer Forschung waren Grundlage der Erkenntnis, daß das *limbische System* die für die Angstentstehung wesentliche zerebrale Struktur ist.

Zu dem zwischen Neocortex, sensomotorischen Systemen, vegetativen und neuroendokrinen Hirnstrukturen liegenden *limbischen System* gehören

- der Gyrus cinguli,
- der Hippocampus,
- das Septum,
- die Thalamuskerngebiete,
- der Hypothalamus,
- der entorhinale Kortex und
- die Amygdala.

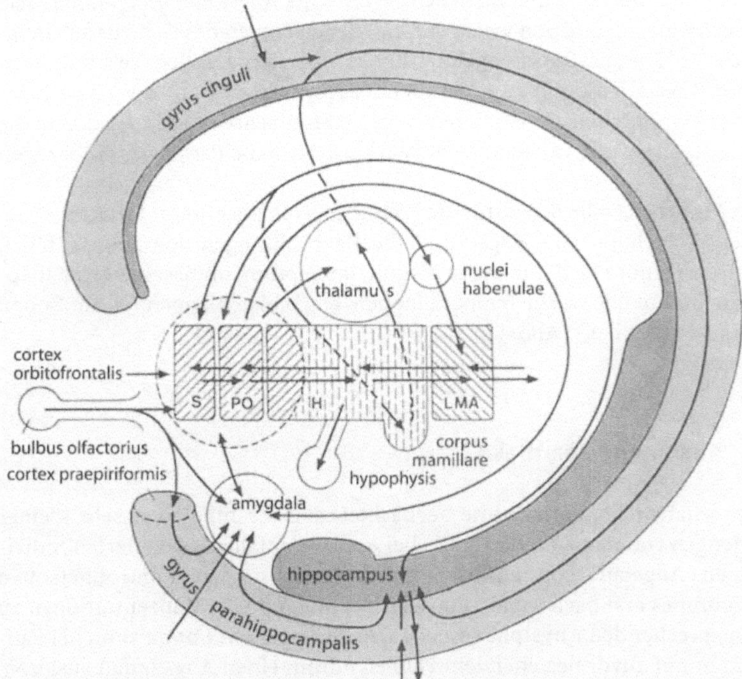

Abb. 3.1. Zusammenfassung des limbisch-hypothalamischen Komplexes. Unterteilung des Gebiets in zentrale Einheiten und limbische Ringe; *H* Hypothalamus, *LMA* limbisches Mittelhirngebiet, *PO* Area praeoptica, *S* Septum. (Aus Nieuwenhuys et al. 1991)

Diese Strukturen (Abb. 3.1) bilden einen Ring (Limbus) um tieferliegende mediale Hirnareale und haben zahlreiche Verbindungen zum Kortex (insbesondere zum frontalen Kortex) einerseits und zu tieferliegenden Strukturen (insbesondere zum Locus coeruleus) andererseits.

Der *Locus coeruleus* im dorsalen Tegmentum spielt eine zentrale Rolle für die Funktion eines für die Angstgenese besonders wichtigen *Neurotransmittersystems* – für das zentrale noradrenerge System. Das Kerngebiet des Locus coeruleus enthält mehr als die Hälfte des im Gehirn nachweisbaren Noradrenalins.

Die vielfältigen Verbindungen des limbischen Systems und des Locus coeruleus zu anderen Hirnstrukturen, insbesondere zum vegetativen und zum neuroendokrinen System, machen es verständlich, daß *Angstauslösung*, aber auch die therapeutisch gewünschte *Angstdämpfung* durch viele Mechanismen und von vielen verschiedenen Stellen des Gehirns aus möglich ist. Die als Rückkoppelungskreise funktionierenden Verbindungen zum vegetativen und zum neuroendokrinen System mit der Hypothalamus-Hypophysen-Nebennieren-Achse (»Streßachse«) erklären, daß in die Angstgenese und in die Angstverstärkung auch die *Peripherie* einbezogen ist.

Eindrucksvolle Belege für die Rolle genau lokalisierbarer Strukturen bei der Entstehung von Angst sind die Beobachtungen von Angstanfällen durch Tumore (z.B. im Gyrus cinguli, im Septum, im basalen Frontallappen, im mediobasalen Temporallappen, am Schläfenlappenpol, am Boden des IV. Ventrikel) (Abb. 3.2).

3.2
Anxiogene Pharmaka

1950 haben Cohen u. White beobachtet, daß die Inhalation sehr kleiner Mengen von *Kohlendioxid* (CO_2) bei zu Angstanfällen disponierten Individuen Angstattacken auslösen kann. Bei gesunden Kontrollpersonen kommt es erst nach Inhalation sehr viel höherer CO_2-Konzentrationen zu entsprechenden Angstphänomenen. Auch *Hyperventilation* kann bei Patienten mit zuvor bestehendem Paniksyndrom einen Angstanfall auslösen. 1967 haben dann Pitts u. McClure mitgeteilt, daß durch Infusionen von *Natriumlactat* bei Individuen, die bereits spontane Angstattacken gehabt hatten, Angstzustände ausgelöst werden können.

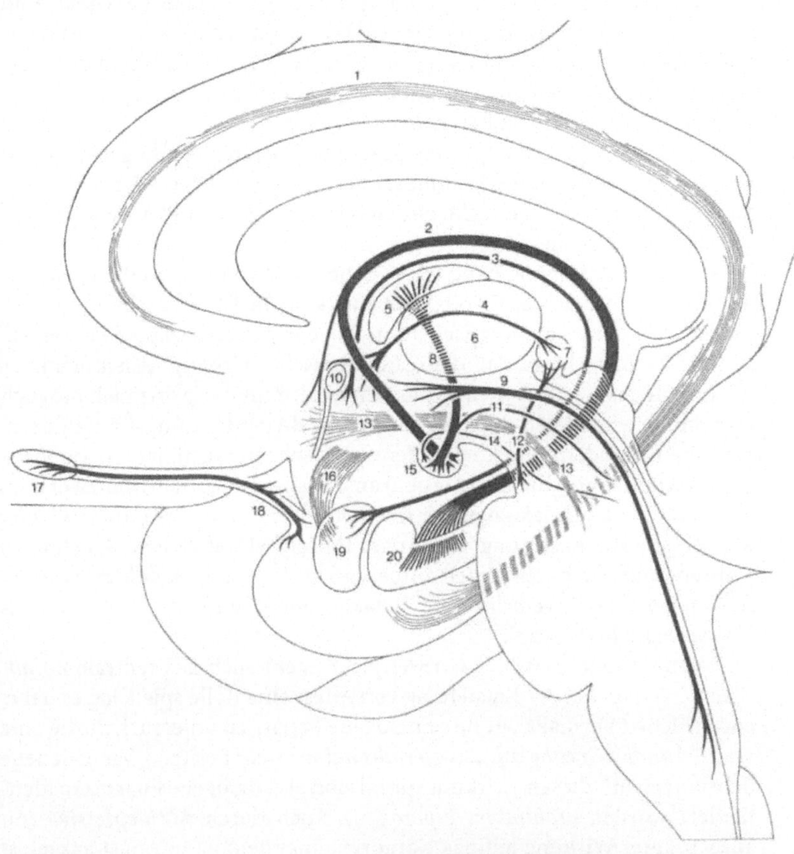

1	Cingulum	11	Tractus mamillotegmentalis
2	Fornix	12	Tractus habenulointerpeduncularis
3	Stria terminalis	13	Fasciculus telencephalicus medialis
4	Stria medullaris thalami	14	Pedunculus corporis mamillaris
5	Nucleus anterior thalami	15	Corpus mamillare
6	Nucleus medialis thalami	16	Ansa peduncularis
7	Nuclei habenulae	17	Bulbus olfactorius
8	Tractus mamillothalamicus	18	Stria olfactoria lateralis
9	Fasciculus longitudinalis dorsalis	19	Corpus amygdaloideum
10	Commissura anterior	20	Hippocampus

Abb. 3.2. Die größeren Bahnen des limbischen Systems und des Rhinenzephalons. (Aus Nieuwenhuys et al. 1991)

Die diesen Angstprovokationen zugrundeliegenden Mechanismen sind immer noch nicht eindeutig geklärt. (Alkalose mit nachfolgender Vasokonstriktion der Hirngefäße? Anstieg des CO_2-Partialdrucks? Zentrale Hyperkapnie, die beim Menschen mit überempfindlichem CO_2-Sensoren im respiratorischen System zu Panikattacken führen?)

Das schon lange Zeit allgemein bekannte Auftreten von Angst nach *Kaffeegenuß* (durch hemmende Einflüsse des Koffeins auf den Adenosinrezeptor) hat das Interesse geweckt, gezielt nach anxiogenen Pharmaka im engeren Sinne zu suchen.

In diesem Zusammenhang lag es nahe, die Wirkung von Pharmaka zu untersuchen, die auf das *GABA-System* wirken. Da die Erforschung der empirisch entdeckten anxiolytischen Effekte der Benzodiazepine zu der Erkenntnis geführt hatte, daß diese anxiolytische Wirkung wesentlich über Effekte auf das GABA-System vermittelt wird, mußte es prinzipiell möglich sein, mit gegenteiligen Effekten auf das GABA-System Angst auszulösen. Weil die Benzodiazepine und andere inzwischen eingeführte Anxiolytika (und auch Alkohol) die GABAerge Transmission verstärken, war zu erwarten, daß eine pharmakologische *Hemmung der GABAergen Transmission* womöglich zur Auslösung von Angst führen würde. Solche Substanzen wurden dann auch tatsächlich aufgefunden: *Inverse Benzodiazepinrezeptoragonisten* (z.B. verschiedene Betakarboline) und der *Chloridkanalblocker Pentylentetrazol*.

Da außer dem zentralen GABAergen System auch das zentrale *noradrenerge System* bei der Entstehung von Angst eine Rolle spielt, lag es nahe, auch solche Pharmaka auf ihre anxiogene Potenz zu untersuchen, die eine *verstärkende Wirkung auf das Noradrenalinsystem* besitzen. Verschiedene Substanzen mit diesem Wirkungsprofil sind als anxiogene Pharmaka identifiziert worden (*Yohimbin, Piperoxan*). Auch durch *Antidepressiva* mit ausgeprägter Wirkung auf das Noradrenalinsystem kann Angst ausgelöst werden. Und die anxiogenen Effekte von *Amphetamin* und *Kokain* hängen offensichtlich auch mit deren Eigenschaft zusammen, im ZNS Noradrenalin freizusetzen.

Nachdem mit dem weitgehend spezifisch auf das Serotoninsystem wirkenden Azapironderivat Buspiron gezeigt werden konnte, daß auch Einflüsse auf die *Serotonintransmission* bei der Behandlung von Angst (insbesondere bei generalisierter Angst) eine Rolle spielen, erhob sich die Frage, ob es auch anxiogene Substanzen mit präferentieller Wirkung auf das Serotoninsystem geben würde. Die Arbeitsgruppe von H. van Praag hat im Rahmen ihrer Untersuchungen über die Rolle einer Serotoninrezeptorhypersensitivität bei Panikattacken in dem *5-HT-1C-Agonisten m-Chlor-Phenylpiperazin (m CPP)* eine solche anxiogene Substanz entdeckt.

Schließlich gibt es noch Hinweise darauf, daß auch das *dopaminerge System* über seine Wechselwirkungen mit dem *Cholecystokinin(CCK)-System* womöglich in die Angstgenese involviert ist. Das *Tetrapeptid CCK-4* hat – vermittelt durch eine selektive agonistische Wirkung auf den CCK-B-Rezeptor – bei Panikpatienten, aber auch bei gesunden Versuchspersonen eine anxiogene Wirkung.

Die zahlreichen Untersuchungen mit anxiogenen Pharmaka sind verständlicherweise auch immer mit der Hoffnung verknüpft, die provozierten Angstphänomene könnten Entsprechungen der verschiedenen klinisch zu differenzierenden Angstsyndrome sein (z.B. der Panikattacken, der Phobien oder des generalisierten Angstsyndroms). Diese Vermutungen haben sich nicht erfüllt, wenn auch in einigen Untersuchungen (z.B. mit CCK-4) Panikpatienten angegeben haben, die im pharmakopsychologischen Experiment ausgelöste Angst gleiche weitgehend den Panikattacken, die sie im Rahmen ihrer Krankheit erlebt hatten.

> Die Ergebnisse der Untersuchungen mit anxiogenen Pharmaka unterscheiden sich in einem prinzipiellen Punkt von den Befunden klinisch-therapeutischer Untersuchungen mit anxiolytisch wirkenden Medikamenten: Pharmakogene Angst ist vergleichsweise einheitlich, undifferenziert und wenig spezifisch für das anxiogene Agens. Die anxiolytischen Effekte von therapeutisch eingesetzten Pharmaka sind demgegenüber differenzierter und können deswegen zur Grundlage einer differentiellen Therapie der verschiedenen Angstsyndrome gemacht werden.

3.3
Anxiolytika

3.3.1
Historische Vorbemerkungen

Zur medikamentösen Behandlung von Angstsymptomatik sind seit jeher alle zur Verfügung stehenden »psychosedativ« wirkenden Medikamente eingesetzt worden. Das waren lange Zeit hindurch viele Schlafmittel, die bei der Behandlung von Angstpatienten so dosiert wurden, daß sie über die Tagesstunden hinweg nur eine »psychosedative«, jedoch noch keine »hypnotische« Wirkung entfalteten. Das erklärt, warum *Barbiturate* bis vor wenigen Jahren immer noch als (tranquilisierende) »*Psychosedativa*« bei der Behandlung von Angstpatienten eingesetzt worden sind. Die Zulassung von Barbituraten für psychiatrische Indikationen ist inzwischen vom Bundesinstitut für Arzneimittel und Medizinprodukte (BfArM) widerrufen worden, so daß diese Substanzgruppe nur noch historisches Interesse beanspruchen kann. (Auch als Hypnotika sind die Barbiturate obsolet. Wegen der vielfältigen und gravierenden Nebenwirkungen sowie wegen der Gefahr von Abhängigkeitsentwicklungen wurde von BfArM eine »Negativmonographie« vorgelegt. Barbiturate stehen nur noch für die Epilepsietherapie zur Verfügung.)

Das erste Pharmakon, das nicht mehr als »unspezifisches Psychosedativum« eingestuft wurde, ist das 1946 eingeführte *Meprobamat*. Dieses Medikament war entdeckt worden, als man – ausgehend von dem Carbaminsäurederivat Mephenesin – nach langfristig wirkenden Muskelrelaxantien suchte. Später stellte man fest, daß das Meprobamat auch sedierende und angstdämpfende Wirkungen besaß. Man stellte diese therapeutisch nutzbar zu machenden Wirkungen als Hauptindikation für das Meprobamat heraus und bezeichnete das Medikament als *Tranquilizer*.

1952 wurde mit dem Phenothiazinderivat Chlorpromazin der Prototyp einer weiteren Gruppe von Psychopharmaka entdeckt. Chlorpromazin und alle von ihm abgeleiteten Präparate hatten auch eine sedative Wirkung, waren aber außerdem – im Unterschied zu Meprobamat – wirksam bei schizophrenen Psychosen. Für diese »antipsychotisch« wirkenden Medikamente prägte man in Europa die Bezeichnung »*Neuroleptika*«.

In den englischsprachigen Ländern bezeichnete man diese Pharmaka anfangs bedauerlicherweise auch als *Tranquilizer*. Dadurch kam es zu vielen Mißverständnissen. Um schließlich dem entscheidend wichtigen Unterschied – Vorhandensein bzw. Fehlen der antipsychotischen Wirkungsqualität – doch noch Rechnung zu tragen, wurden später Pharmaka mit meprobamatähnlicher Wirkung als »*minor tranquilizer*«, die antipsychotisch wirkenden Neuroleptika als »*major tranquilizer*« bezeichnet. Das Ziel, durch diesen terminologischen Kunstgriff Mißverständnisse zu vermeiden, ist nie erreicht worden. Die Situation besserte sich erst, seit sich auch im englischen Sprachraum der Begriff »Neuroleptics« für antipsychotisch wirkende Medikamente mehr und mehr durchsetzt. Seither verzichtet man erfreulicherweise weitgehend auf die Begriffe »major« und

»minor tranquilizer« – doch die einmal entstandene Konfusion ist nie vollständig überwunden worden!

Immerhin war aber erreicht worden, daß man zum Zeitpunkt der Entdeckung der *Benzodiazepine* (1960: Chlordiazepoxid; 1963: Diazepam) diese Medikamente zwar weltweit als *Tranquilizer* bezeichnete, sie aber doch
eindeutig von den Neuroleptika abgrenzte. Und unter dem Begriff »Tranquilizer« werden nun seither alle Medikamente zusammengefaßt, die zwar
keine Antipsychotika sind, aber gut psychosedativ, beruhigend und angstlösend wirken. Für diese allgemein akzeptierte Definition und den Begriff
»Tranquilizer« wurden und werden nun aber auch heute noch andere Bezeichnungen als Synonyma gebraucht: z. B. ältere Begriffe wie »Psychosedativum«, »Ataratikum« oder auch die beibehaltende Bezeichnung »minor
tranquilizer«. Die weiteste Verbreitung hat dann aber die Bezeichnung
»*Anxiolytikum*« gefunden. Für einen Zeitraum von 3 Jahrzehnten – in der
Ära der »Benzodiazepintranquilizer« – war es durchaus berechtigt, zur
Charakterisierung aller angstlösenden Medikamente die Bezeichnung
»Tranquilizer« und »Anxiolytikum« synonym zu verwenden. Man setzte
nämlich voraus, daß anxiolytische und tranquilisierende (sedativ-beruhigende) Wirkung fest miteinander verknüpft seien.

Diese Annahme hat sich jedoch als falsch erwiesen. Inzwischen stehen
Medikamente zur Verfügung, die anxiolytisch wirken, *ohne* zugleich eine
tranquilisierende Wirkung zu entfalten *(Azapirone)*.

Es ist daher konsequent, wenn man die für die medikamentöse Behandlung von Angstsyndromen zur Verfügung stehenden Medikamente nur noch als *Anxiolytika* bezeichnet und auf den immer wieder
zu Mißverständnissen Anlaß gebenden synonymen Gebrauch des Begriffs Tranquilizer endgültig verzichtet!

In der *Gruppe der Anxiolytika* sollten jetzt zwei Untergruppen unterschieden werden:

- Anxiolytika *mit* (tranquilisierender) sedativer Wirkung (z. B. Benzodiazepinderivate) und
- Anxiolytika *ohne* (tranquilisierende) sedative Wirkung (z. B. das
  Azapironderivat Buspiron)

Bei der medikamentösen Behandlung von Angst können auch noch einige andere Medikamente eingesetzt werden, die nicht ohne weiteres den

Anxiolytika im engeren Sinne zugerechnet werden können. Bei diesen Medikamenten handelt es sich um Pharmaka, die zwar auch anxiolytisch wirken, ihre therapeutisch relevanten Hauptwirkungsqualitäten jedoch in anderen Indikationsgebieten haben.

Zu dieser Gruppe *verschiedener Psychopharmaka mit anxiolytischer Wirkungskomponente* gehören in erster Linie einzelne

- Antidepressiva,
- Neuroleptika und
- Betarezeptorenblocker.

Schließlich kann man als weitere Gruppe noch *pflanzliche Anxiolytika* anführen.

Bei diesen Präparaten ist aber noch nicht gesichert, ob sie eine echte anxiolytische Wirkung haben oder nur wegen unspezifischer sedativer Eigenschaften bei Behandlung von Angstpatienten Anwendung finden.

Die *Aufklärung der Wirkungsmechanismen* der verschiedenen anxiolytisch wirkenden Pharmaka ist nicht nur der Ausgangspunkt für die Weiterentwicklung der medikamentösen Therapie der Angstsyndrome; die Ergebnisse dieser Forschungen sind zugleich immer auch ein Beitrag zur weiteren Aufklärung der Neurobiologie der Angst. Da es offensichtlich mehrere anxiolytische Wirkprinzipien gibt, ist es wichtig, sich einen Überblick über die Wirkungsmechanismen der verschiedenen Anxiolytika bzw. Anxiolytikagruppen zu verschaffen. Im Rahmen eines solchen Überblicks werden zweckmäßigerweise nicht nur die neurobiologischen Wirkungsmechanismen sondern auch die Kenntnisse von den verschiedenen chemischen Strukturen der Anxiolytika, deren Pharmakokinetik, Pharmakodynamik und Metabolismus berücksichtigt. All das kann im Rahmen eines Leitfadens für die ärztliche Praxis nur in begrenztem Umfang geschehen, aber schon in Hinblick auf die in letzter Zeit immer deutlicher hervortretenden Möglichkeiten einer *»Differentialtherapie«* bei verschiedenen Angstsyndromen muß dies dennoch wenigstens in Grundzügen geschehen.

Außerdem trägt das Wissen von den neurobiologischen Wirkungsmechanismen der Anxiolytika auch zum Verständnis der *»Nebenwirkungen«* (der *»unerwünschten Wirkungen«*) dieser Medikamente bei.

3.3.2
Anxiolytika mit (tranquilisierender) sedativer Wirkung

3.3.2.1
Benzodiazepinderivate

Alle Benzodiazepine wirken angstlösend, sedierend, antikonvulsiv und muskelrelaxierend. Viele Benzodiazepinpräparate werden in erster Linie als *tranquilisierende Anxiolytika* verordnet:

- Alprazolam
- Bromazepam
- Chlordiazepoxid
- Clobazam
- Clotiazepam
- Diazepam
- Dikaliumclorazepat
- Lorazepam
- Medazepam
- Metaclazepam
- Nordazepam
- Oxazepam
- Prazepam

Wenn bei einem bestimmten Benzodiazepinderivat die sedative Wirkungskomponente besonders ausgeprägt ist, werden diese Präparate als *Schlafmittel* eingesetzt (Benzodiazepinhypnotika):

- Brotizolam
- Flunitrazepam
- Flurazepam
- Loprazolam
- Lormetazepam
- Midazepam
- Nitrazepam
- Temazepam
- Triazolam

Auch die anderen Komponenten des Wirkungsspektrums der Benzodiazepine können Hauptindikation einzelner Derivate sein: So wird Clonazepam als Antiepileptikum und Tetrazepam als Muskelrelaxans eingesetzt.

> Zwischen den aus Einzelkompontenen des Gesamtwirkungsspektrums aller Benzodiazepinderivate abgeleiteten verschiedenen Hauptindikationen der einzelnen Präparate gibt es *keine scharfen Grenzen*. Das läßt sich auch an den Indikationsrichtlinien für das »klassische« Benzodiazepinanxiolytikum Diazepam ablesen: es wird als Anxiolytikum, als Schlafmittel, als Antikonvulsivum (i. v. -Injektionen beim Status epilepticus) und als Muskelrelaxans empfohlen.

1975 wurde im Tierexperiment mit elektrophysiologischen Methoden gezeigt, daß Benzodiazepine die Wirkung der *Gamma-Amino-Buttersäure* (GABA) verstärken. GABA ist der wichtigste *inhibitorische Neurotransmitter*. GABAerge Synapsen gibt es in allen Hirnstrukturen; etwa 30 % aller Synapsen im Gehirn sind GABAerg.

Schon bald nach der Aufklärung des GABAergen Wirkungsmechanismus der Benzodiazepine konnte gezeigt werden, daß diese Pharmaka keine direkten GABA-Agonisten sind. Deshalb mußte weiterhin nach dem Mechanismus der GABAergen Wirkung der Benzodiazepine gesucht werden. 1977 gelang es, durch biochemische Untersuchungen spezifische hochaffine Bindungsstellen für Benzodiazepine im Gehirngewebe zu identifizieren. Diese sog. »zentralen Benzodiazepinrezeptoren« sind eng mit dem $GABA_A$-Rezeptor assoziiert und vermitteln die GABAerge Wirkung der Benzodiazepine. Benzodiazepine sind also »indirekte GABA-Mimetika«. Wenn sie sich an ihre Bindungsstellen am GABA-Rezeptor setzen, nimmt die Öffnungshäufigkeit des Chloridionenkanals zu; es kommt also zu einem Effekt, der direkt auch durch eine Erhöhung der GABA-Konzentration am postsynaptischen GABA-Rezeptor ausgelöst werden kann (Abb. 3.3)

Bei diesem Kenntnisstand lag es nahe zu untersuchen, ob womöglich Störungen des GABA-Systems in der Pathogenese von Angstsyndromen eine Rolle spielen würden. Diese Untersuchungen haben nur zu wenigen verwertbaren Erkenntnissen geführt (s. unten: anxiogene Wirkungen von inversen Benzodiazepinrezeptoragonisten).

Unabhängig davon wurde aber die Ausrichtung der Grundlagenforschung auf den durch viele Untersuchungen sehr gut bewiesenen GABA-Wirkungsmechanismus der Benzodiazepine zu einer wichtigen und

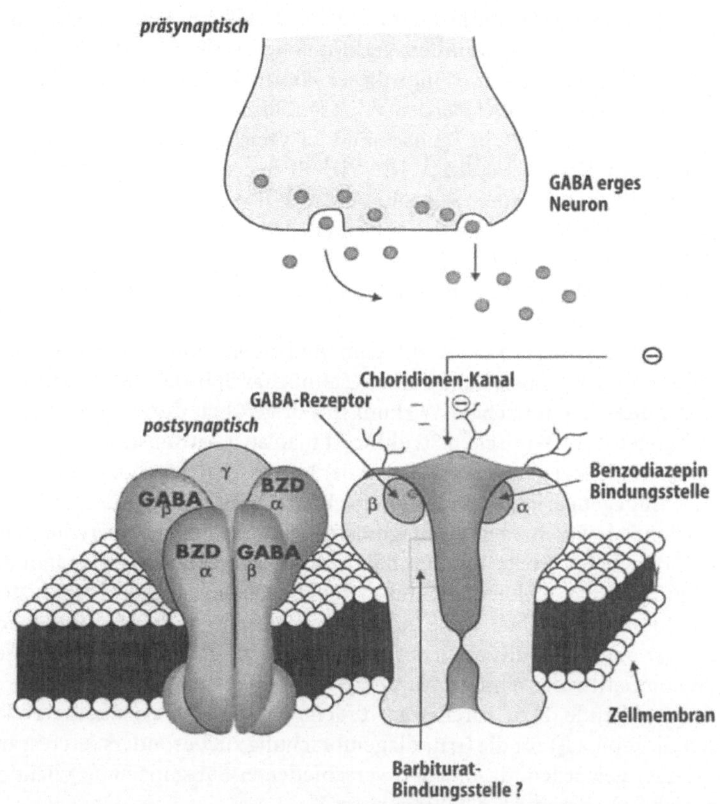

Abb. 3.3. Hypothetisches Strukturmodell des GABA$_A$-/Benzodiazepinrezeptor/Chloridionenkanal-Komplexes. Der GABA$_A$-abhängige Chloridionenkanal besteht aus einem $2\alpha2\beta\gamma$-Heteropentamer. Die Benzodiazepinbindungsstelle liegt auf der α-Untereinheit, der GABA-Rezeptor und evtl. die Barbituratbindungsstelle befinden sich auf der β-Kette. Durch die Bindung von GABA an ihren Rezeptor öffnet sich der Ionenkanal; durch Einstrom von Chloridionen wird das Zellinnere hyperpolarisiert. Durch Interaktion von Benzodiazepinagonisten mit deren Bindungsstellen nimmt die Öffnungshäufigkeit des Chloridionenkanals bei gleichbleibender GABA-Konzentration zu, während Barbiturate die Öffnungsdauer verlängern. (Aus Benkert u. Hippius 1996)

fruchtbaren Grundlage für die Entwicklung von neuen tranquilisierenden Anxiolytika. Es wurde eine fast unübersehbare Zahl von Benzodiazepinderivaten und strukturverwandten Verbindungen synthetisiert und untersucht. Vergleichsweise nur wenige dieser Pharmaka sind dann schließlich in der Therapie eingeführt worden; doch immerhin ist es noch eine beachtliche Zahl: So sind z. B. in Deutschland 24 verschiedene Benzodiazepinpräparate im Handel (s. S. 25). Die Vielfalt der eingeführten Benzodiazepinpräparate mit durchweg ähnlichen Wirkungsprofilen, die guten therapeutischen Wirkungen der verschiedenen Präparate und ihre i. allg. gute Verträglichkeit sind die Gründe dafür, daß diese Medikamentengruppe für einige Jahrzehnte den gesamten Bereich der »Tranquilizer-Therapie« dominiert hat.

Die Entwicklungsarbeiten auf dem Benzodiazepingebiet haben nun nicht nur zu der großen Zahl wirkungsähnlicher Substanzen mit anxiolytischem oder hypnotischem Wirkungsprofil geführt; durch geringfügige Änderungen der chemischen Struktur ist man auch zu Substanzen gekommen, die Wirkungen haben, die denen der klassischen Benzodiazepine diametral entgegengerichtet sind (»inverse Benzodiazepinrezeptoragonisten« und »Benzodiazepinrezeptorantagonisten«). Diese Substanzen reduzieren den durch GABA direkt und durch Benzodiazepinrezeptoragonisten indirekt induzierten Chloridionenfluß. Benzodiazepinrezeptorantagonisten (z. B. Flumazenil) haben keine eigene »intrinsische Aktivität« gegenüber dem über den GABA-Rezeptor vermittelten Chloridionenfluß, hemmen jedoch kompetitiv die Wirkung von Benzodiazepinrezeptoragonisten.

Vergleichende Strukturchemie, Biochemie und Pharmakologie der Benzodiazepine ist für die Grundlagenforschung ein besonders interessantes Gebiet geworden, da mit den verschiedenen Substanzen so wichtige Fragen bearbeitet werden können wie z. B.

- Zusammenhänge zwischen chemischer Konstitution und Wirkung,
- Funktion und Differenzierung des GABA-Systems.

Die intensive Forschung über Benzodiazepinderivate und strukturchemisch verwandte Verbindungen hat auch für die praktische Therapie einige Fortschritte gebracht. So ist es von praktischem Nutzen, daß die »tranquilisierenden« Benzodiazepinanxiolytika differenziert nach ihren unterschiedlichen *Halbwertszeiten* verordnet werden können. Dabei ist daran zu denken, daß für die Einschätzung der Wirkungsdauer nicht nur die Eliminationshalbwertszeiten der verschiedenen Präparate, sondern auch die der aktiven Metaboliten des jeweiligen Präparats eine Rolle spielen. Außerdem muß bei der Auswahl und der Dosierung eines Benzodiazepinpräparats immer auch die intra- und interindividuelle Variationsbreite (z. B. hinsichtlich der Metabolisierung des einzelnen Präparats) berücksichtigt werden. Vereinfachend kann man die Benzodiazepinanxiolytika in 3 Gruppen einteilen (Tabelle 3.1).

Da noradrenerge, dopaminerge und serotonerge Neuronensysteme unter inhibitorischer GABA-Kontrolle stehen, ist es durchaus möglich, daß über die Benzodiazepinwirkung auf den GABA-Rezeptor zustandekommende sekundäre Effekte für die anxiolytische Wirksamkeit der Benzodiazepine (mit) verantwortlich sind. Diese Annahme wird gestützt durch die

Tabelle 3.1. Einteilung der Bezodiazepinanxiolytika.(Aus Benkert u. Hippius 1996)

I. Benzodiazepine mit langer Halbwertszeit und lange wirksamen aktiven Metaboliten:

• Diazepam (20–40 h)	Nordazepam (36–200 h)
	Oxazepam (4–15 h)
• Chlordiazepoxid (5–30 h)	Demoxepam (etwa 45 h)
	Nordazepam (36–200 h)
	Oxazepam (4–15 h)
• Dikaliumclorazepat (1–2 h)	Nordazepam (36–200 h)
	Oxazepam (4–15 h)
• Metaclazepam (etwa 7–23 h)	Desmethylmetaclazepam (etwa 10–35 h)
• Prazepam (etwa 1,5 h)	Nordazepam (36–200 h)
	Oxazepam (4–15 h)
• Clobazam (12–60 h)	Desmethylclobazam (50–100 h)

II. Benzodiazepine mit mittlerer bis kurzer Halbwertszeit und mit aktiven Metaboliten:

• Alprazolam (10–15 h)	(Hydroxyalprazolam: 12–15 h)
• Bromazepam (10–20 h)	Hydroxybromazepam (kurz)
• Clotiazepam (3–15 h)	Desmethylclotiazepam
	Hydroxyclotiazepam (etwa 18 h)

III. Benzodiazepine mit mittlerer bis kurzer Halbwertszeit ohne aktive Metaboliten

• Lorazepam (8–24 h)	
• Oxazepam (4–15 h)	

Beobachtung der anxiolytischen Wirksamkeit von Pharmaka, die keine GABAerge Wirkung haben, sich nicht an den GABA-Rezeptor binden und keine Affinität zu Benzodiazepinbindungsstellen haben. Der anxiolytische Effekt dieser Pharmaka (Azapirone) beruht wahrscheinlich auf einem serotonergen Effekt (Wirkung auf den 5-HT$_{1A}$-Rezeptor).

Ungeklärt sind bisher noch die neurobiologischen Basismechanismen, die erklären könnten, warum es bei einzelnen benzodiazepinbehandelten Patienten zu Abhängigkeitsentwicklungen kommt. Das Risiko der Entstehung einer Abhängigkeit von Benzodiazepinen (insbesondere nach längerfristiger Einnahme höherer Dosen) ist zwar deutlich geringer als z. B. bei den Barbituraten, darf aber keinesfalls vernachlässigt werden.

3.3.2.2
Andere Anxiolytika mit (tranquilisierender) sedativer Wirkung

Das *Carbaminsäurederivat Meprobamat* und verschiedene *Barbiturate* in subhypnotischer Dosierung sind früher als tranquilisierende Anxiolytika eingesetzt worden. Wegen des im Vergleich zu Benzodiazepinen sehr viel größeren Risikos einer Abhängigkeitsentwicklung sollten diese Medikamente jedoch nicht mehr für die Behandlung von Angstsyndromen eingesetzt werden.

Aus theoretisch-neurobiologischer Sicht ist es jedoch interessant, daß die sedativ-anxiolytische Wirkung der *Barbiturate* wahrscheinlich – in dieser Beziehung den Benzodiazepinen vergleichbar – durch eine Bindung an den GABA-Rezeptor zustandekommt. Die Bindungsstellen für Barbiturate und Benzodiazepine sind allerdings nicht identisch; außerdem sind die Wirkungen auf den Chloridionenkanal unterschiedlich (s. Abb. 3.3).

Als Anxiolytikum *mit* leichter (tranquilisierender) sedativer Wirkung, aber *ohne* Abhängigkeitspotential steht *Opipramol* zur Verfügung. Strukturchemisch ähnelt das Opipramol den trizyklischen Antidepressiva. Es hat auch eine gewisse antidepressive Wirkung, die jedoch an die der typischen trizyklischen Antidepressiva bei endogenen Depressionen (»Major Depression«) nicht heranreicht. In der Praxis hat Opipramol bei der Behandlung von ängstlich-depressiven Syndromen nichtpsychotischer Genese eine große Verbreitung gefunden. Lange Zeit hindurch war umstritten, ob Opipramol eine eindeutige anxiolytische Wirkung besitzt. In jüngster Zeit wurde dieser Beweis aber erbracht (Möller). Für die praktische Therapie steht Opipramol als Medikament mit nun gesicherter anxiolytischer *und* tranquilisierender Wirkung zur Verfügung, bei dessen (auch langfristiger) Anwendung die Gefahr einer Abhängigkeitsentwicklung nicht besteht.

Es wäre sicher für die Grundlagenforschung lohnend, jetzt die neurobiologischen Basismechanismen des empirisch gesicherten klinischen Wirkungsprofils des Opipramols zu erforschen, um aus den Ergebnissen solcher Untersuchungen auf die Neurobiologie der Anxiolyse und der Angstgenese neue Rückschlüsse ziehen zu können. Befunde von solchen Untersuchungen liegen jedoch noch nicht vor.

3.3.3
Anxiolytika ohne (tranquilisierende) sedative Wirkung

3.3.3.1
Azapirone: Buspiron

Seit der Einführung der zuverlässig und schnell anxiolytisch-tranquilisierend wirkenden Benzodiazepine waren diese Pharmaka der Ausgangspunkt für die Suche nach neuen Anxiolytika. Da für alle Benzodiazepine nachgewiesen werden konnte, daß sie über ihre Affinität zu einem Bestandteil des GABA-Rezeptors auf den $GABA_A$-Rezeptor-Chloridionenkanal-Komplex und dadurch auf die GABAerge Neurotransmission einwirkten, ging man davon aus, daß dieses Wirkungscharakteristikum auch von allen neuen Anxiolytika zu fordern sei. Durch diese Annahme konzentrierte sich die Forschung bei der Suche nach neuen Anxiolytika, letztlich sogar die gesamte neurobiologische Angstforschung, zu sehr auf das GABA-System. Durch die Entdeckung der anxiolytischen Wirksamkeit einiger Azapiron-(Pyrimidinylpiperazin-)Derivate ist diese Einengung der Forschungsperspektive wieder überwunden worden. *Buspiron* (und einige andere, jedoch nicht eingeführte Azapironderivate wie Gepiron, Ipsapiron und Tandospiron) wirken nicht auf das $GABA_A$-Rezeptor-Chloridionenkanal-System, sondern entfalten ihre Wirkung über das Serotonin(5-HT)-System. Die genaue und endgültige Aufklärung des anxiolytischen Wirkungsmechanismus der Azapirone wurde und wird erschwert durch die große Zahl verschiedener 5-HT-Rezeptoren und die damit zusammenhängende Komplexität des Serotoninsystems. Man nimmt an, daß die anxiolytische Wirkung der Azapirone auf deren Wirkung auf den $5\text{-}HT_{1A}$-Rezeptor beruht. Diese $5\text{-}HT_{1A}$-Rezeptoren sind bevorzugt in den dorsalen Raphekernen und in Strukturen des limbischen Systems (Hippocampus und ento-rhinaler Kortex) lokalisiert. Befunde von Untersuchungen mit Buspiron sprechen dafür, daß die über 5-HT$_{1A}$-Rezeptoren vermittelte *Erniedrigung der serotonergen Transmission* Grundlage dieser anxiolytischen Wirkung ist. Diese Annahme muß in Einklang gebracht werden mit der Beobachtung, daß Buspiron auch eine antidepressive Wirkung hat, also auf eine Symptomatik wirkt, die auf einen »Serotoninmangel« beruhen kann und durch *Erhöhung* der Serotoninaktivität (z.B. durch Serotonin-Reuptake-Inhibitoren, SSRI) behoben werden kann.

Der aktuelle Stand der Forschung läßt folgende Erklärung für dieses auf den ersten Blick in sich widersprüchliche Wirkungsspektrum des Buspirons zu:

- In den dorsalen Raphekernen sind die 5-HT$_{1A}$-Rezeptoren präsynaptisch lokalisiert und haben die Funktion von Autorezeptoren. Auf diese Autorezeptoren wirkt Buspiron als voller Agonist und führt (im neurophysiologischen Experiment) zu einer Hemmung der Aktivität dieser serotonergen Neurone (negativer Feedbackmechanismus).
- In den Strukturen des limbischen Systems (Hippocampus und entorhinaler Kortex) sind die 5-HT$_{1A}$-Rezeptoren postsynaptisch lokalisiert. Bei niedrigen Serotoninkonzentrationen wirkt Buspiron – wenn auch schwächer als Serotonin selbst – agonistisch auf den 5-HT$_{1A}$-Rezeptor. Bei hohen Serotoninkonzentrationen verhindert das Buspiron durch die Bindung an den 5-HT$_{1A}$-Rezeptor, daß sich Serotonin selbst an diesen Rezeptor binden und volle serotonerge Aktivität entfalten kann. Buspiron wirkt in den Strukturen des limbischen Systems also als partieller Agonist und bewirkt letztlich eine Dämpfung der serotonergen Transmission.

Die unterschiedlichen Wirkungen des Buspiron (präsynaptisch/postsynaptisch) in verschiedenen Hirnstrukturen machen es plausibel, daß Buspiron sowohl bei dem bei Angstzuständen postulierten »Serotoninüberschuß« als auch bei einer auf »Serotoninmangel« beruhenden depressiven Symptomatik therapeutisch wirksam ist. Die Buspironwirkung hängt also direkt von der Funktionslage des serotonergen Systems ab.

Der Nachweis einer anxiolytischen Wirkung aufgrund einer über 5-HT$_{1A}$-Rezeptoren vermittelten Herabsetzung der serotonergen Transmission steht im Einklang mit dem Befund, daß es nach Steigerung der serotonergen Aktivität in limbischen Strukturen zur Manifestation von Angst kommt.

Für die neurobiologische Forschung ist mit der Einführung des Buspiron in die Behandlung der »generalisierten Angst« der Beweis erbracht worden, daß die Genese und die therapeutisch zu nutzende Dämpfung von Angst nicht nur – wie nach Einführung der Benzodiazepine Jahrzehnte hindurch angenommen wurde – mit dem GABA-System, sondern auch mit dem Serotoninsystem zusammenhängt. Und außerdem ist bewiesen worden, daß die anxiolytische Wirksamkeit eines Pharmakons nicht notwendigerweise mit sedativen Wirkungen verknüpft sein muß. Mit der fehlenden sedativ-schlafanstoßenden Wirkung des Buspiron und dessen über das Serotoninsystem vermitteltem Wirkungsmechanismus hängt es offensichtlich zusammen, daß das von den Benzodiazepinanxiolytika bekannte Risiko von Abhängigkeitsentwicklungen bei Buspiron praktisch nicht besteht.

Eine sehr wichtige und interessante Frage ist allerdings noch unbeantwortet: Bisher konnte noch nicht befriedigend geklärt werden, warum Buspiron vorzugsweise auf »generalisierte Angst« wirkt. Diese Wirkungseigentümlichkeit ist inzwischen durchaus zu Recht zu einem der Ausgangspunkte für eine »differentielle Therapie« der Angstsyndrome geworden. Die den differentiellen Wirkungen der verschiedenen Anxiolytika zugrundeliegenden Basismechanismen müssen allerdings noch erforscht werden.

Bemerkenswert ist die für Buspiron charakteristische *Latenz* des Wirkungseintritts. Im deutlichen Unterschied zu der für Benzodiazepine typischen anxiolytischen »Sofortwirkung« werden die anxiolytischen Wirkungen des Buspiron erst nach 2–4 Wochen deutlich erkennbar. Diese Wirkungslatenz läßt darauf schließen, daß beim Buspiron der anxiolytische Effekt – vergleichbar der auch mit einer Latenz eintretenden antidepressiven Wirkung der klassischen trizyklischen Antidepressiva – mit Sekundär- und Regulationsprozessen im ZNS zusammenhängt, die erst nach einer Latenz voll ausgeprägt sind.

3.3.3.2
Andere Anxiolytika ohne (tranquilisierende) sedative Wirkung

Schon vor der Einführung der Benzodiazepine war ein Medikament für die Behandlung von Angstzuständen eingeführt worden, das heute als Antiallergikum immer noch zur Verfügung steht, als Anxiolytikum jedoch keine große Bedeutung mehr hat: *Hydroxyzin.*

Das Hydroxyzin ist dennoch erwähnenswert, weil es für die neurobiologische Angstforschung der Hinweis sein könnte, daß auch das *Histamin-*

system bei der Manifestation von Angst sowie bei der Anxiolyse eine Rolle spielen könnte. Hydroxycin gehört zu den lipophilen H_1-Rezeptorenblockern, die – im Unterschied zu den hydrophilen H_2-Rezeptorblockern – nicht nur periphere, sondern auch Wirkungen auf das ZNS haben. Hydroxycin wirkt kaum sedierend.

3.3.4
Verschiedene Pharmaka mit anxiolytischen Wirkungskomponenten

Bei einigen Arzneimitteln, die zur Behandlung von Angstzuständen eingesetzt werden, handelt es sich nicht um Anxiolytika im engeren Sinne. Da einige dieser Medikamente in der praktischen Therapie aber eine wichtige Rolle spielen, müssen auch sie berücksichtigt werden. In erster Linie handelt es sich dabei um Psychopharmaka aus den Gruppen der *Antidepressiva* und der *Neuroleptika*; außerdem kann auch die anxiolytische Wirkung der primär als Antihypertonika eingeführten *Betarezeptorenblocker* therapeutisch genutzt werden.

Der Nachweis anxiolytischer Wirkungskomponenten bei diesen Medikamenten hat sowohl für die Grundlagenforschung als auch für die praktische Therapie Bedeutung:

- Die Kenntnis von den Wirkungsmechanismen dieser Medikamente (z. B. die Dopaminrezeptorblockade vieler Neuroleptika; die Wirkungen vieler Antidepressiva auf das Noradrenalinsystem und die damit verknüpfte Beta-Down-Regulation noradrenerger Rezeptoren oder die betablockierende Wirkung von Propranolol) sind für die neurobiologische Angstforschung wichtige Indizien dafür, daß anxiolytische Wirkungen nicht nur auf Beeinflussungen des GABA- oder des Serotoninsystems bezogen werden dürfen.
- Die der klinischen Empirie zu verdankende Erkenntnis, daß zur Behandlung von bestimmten Angstsyndromen (Paniksyndromen) Antidepressiva mit vorwiegend noradrenergem Wirkungsmechanismus besonders geeignet sind, ist ein weiterer Baustein für die Entwicklung einer Differentialtherapie von Angstsyndromen.

3.3.4.1
Antidepessiva

Antidepressiva haben in der medikamentösen Therapie von Angstsyndromen schon immer eine Rolle gespielt. Seit erkannt wurde, daß Benzodiazepine ein gewisses Suchtpotential haben, wurden Antidepressiva bei den Angstpatienten eingesetzt, bei denen das Risiko einer Abhängigkeitsentwicklung hoch war. Bei den in der anxiolytischen Wirkungsqualität nicht an die Benzodiazepine heranreichenden Antidepressiva wurde deren Wirksamkeit auf Angst anfangs auf die für viele Antidepressiva (z. B. Doxepin, Amitriptylin, Trimipramin, Mianserin) typische sedative Wirkung zurückgeführt. Als dann aber beobachtet wurde, daß gerade nicht sedierende Antidepressiva (z. B. Imipramin oder Monoaminooxydaseinhibitoren wie Tranylcypromin) für die langfristige Behandlung von Paniksyndromen besonders gut geeignet sind, konnte deren Wirksamkeit nicht mehr auf eine mit der antidepressiven Wirkung verknüpfte Sedation zurückgeführt werden. Der dem Ansprechen von Paniksyndromen auf Antidepressiva mit ausgeprägt noradrenerger Wirkung zugrunde liegende neurobiologische Basismechanismus ist bisher nicht befriedigend erklärt worden. Bei den Bemühungen hierzu darf nicht außer Acht gelassen werden, daß offensichtlich auch akzentuiert serotonerg wirkende Antidepressiva (Clomipramin und SSRI) zur Behandlung von Paniksyndromen geeignet sind.

So unklar die für die Behandlung von Panikpatienten relevanten neurobiologischen Grundlagen auch noch sind, so ist doch schon jetzt für die praktische Therapie ein Fazit feststehend:

> Bei Paniksyndromen sind Benzodiazepine nur noch für die akute Kupierung einer Panikattacke indiziert; die langfristige Behandlung von Paniksyndromen sollte mit Antidepressiva durchgeführt werden. Der weitgehende Verzicht auf Benzodiazepine und der Einsatz von Antidepressiva zur Behandlung von Paniksyndromen ist – neben der Buspirontherapie der generalisierten Angst – der wichtigste Entwicklungsschritt auf dem Weg zu einer Differentialtherapie der Angstsyndrome.

3.3.4.2
Neuroleptika

Auch Neuroleptika sind zur Behandlung von Angstzuständen eingesetzt worden. Da von Neuroleptika keine Abhängigkeitsentwicklungen bekannt sind, werden diese Medikamente – ähnlich wie die Antidepressiva – besonders zur anxiolytischen Therapie von Patienten mit einer Abhängigkeitsanamnese oder bei suchtgefährdeten Patienten eingesetzt. Entweder werden hochpotente, nicht oder kaum sedierende Neuroleptika (z. B. Fluphenazin, Flupentixol) in niedriger Dosierung oder mittelpotente Neuroleptika mit sedierender Wirkung (z. B. Chlorprothixen, Levomepromazin) verordnet. Ob es ratsam ist, zur Therapie von Angstsyndromen auch Depotneuroleptika einzusetzen, ist umstritten. In der Praxis hat sich aber offensichtlich die wöchentliche i.m.-Applikation von Fluspirilen als »Wochentranquilizer« durchgesetzt. Wenn bei alten Patienten mit einem Angstsyndrom niedrigdosierte Neuroleptika verordnet werden sollen, sind hierfür auch Butyrophenonpräparate (z. B. Melperon, Pipamperon) oder das Benzamidpräparat Sulpirid geeignet. Das sind Medikamente ohne oder mit nur sehr geringen extrapyramidalmotorischen Nebenwirkungen. Dadurch wird das Risiko vermindert, daß es nach einer langfristigen anxiolytischen Behandlung womöglich doch einmal zu einer Spätdyskinesie kommt. Da diese Neuroleptika auch keine anticholinergen Wirkungsqualitäten haben, besteht bei ihrer Verordnung auch nicht die Gefahr, daß es – gerade bei älteren Patienten – zu therapiebedingten Verwirrtheitszuständen oder einem Delir kommt.

Ob die für die antipsychotische Wirksamkeit von Neuroleptika als wesentlich angesehenen Wirkungen auf Dopaminrezeptoren (D2, D1, D4) auch Grundlage der anxiolytischen Wirkungen sind, ist ungeklärt. Die Annahme, daß nur Neuroleptika mit Wirkungen auf das Dopamin- *und* das Serotoninsystem anxiolytisch wirken würden, trifft sicher nicht zu; auch Neuroleptika mit isolierter Dopaminwirkung wie Sulpirid (Blockade des D2-Rezeptors) haben (in niedrigen Dosen) eine anxiolytische Wirkungskomponente.

3.3.4.3
Betarezeptorenblocker

W. James und C. Lange vertraten schon 1922 die Ansicht, daß die körperliche Symptomatik der Angst die primäre Störung, das subjektive Erleben der Angst nur ein Sekundärphänomen sei. Diese James-Lange-Theorie der Angst schien bestätigt zu werden durch die Beobachtung, daß Lactat- und Adrenalininfusionen bei manchen Menschen ausgeprägte Angstzustände hervorrufen können. Da Adrenalin die Blut-Hirn-Schranke nicht durchdringen kann, war davon auszugehen, daß die durch periphere Adrenalinwirkung ausgelösten somatischen Symptome (vegetative Symptome im Sinne eines gesteigerten »Sympathikotonus«) der Primärprozeß, das psychische Phänomen der Angst der Sekundärprozeß sei. Für die Richtigkeit der James-Lange-Hypothese sprachen die Befunde der in den 60er Jahren durchgeführten Untersuchungen zur anxiolytischen Wirksamkeit von Betablockern: Der wegen geringer Lipophilität nicht hirngängige Betablocker Propranolol erwies sich – wenn die Angstsymptomatik mit körperlicher Symptomatik einherging – als angstdämpfend. Auch der enge Zusammenhang zwischen körperlichen Symptomen der Angst (wie z. B. Tachykardie, Blutdruckanstieg, Schweißausbruch, Tremor) und experimentell faßbaren somatischen Parametern (wie z. B. Veränderung der Unterarmdurchblutung, galvanischer Hautwiderstand) einerseits und dem subjektiven Angsterleben andererseits stützen die James-Lange-Theorie. Es ist jedoch durchaus möglich, daß auch zentrale Mechanismen für die anxiolytische Wirkung der Betablocker verantwortlich sind. Mit Rezeptorbindungsstudien sind in verschiedenen Hirnstrukturen Betarezeptoren (β_1-Rezeptoren) nachgewiesen worden; außerdem konnte gezeigt werden, daß Betarezeptorenblocker auch an zentrale Serotoninrezeptoren ($5\text{-HT}_{1\beta}$-Rezeptoren) binden und diese blockieren können.

3.3.5
Pflanzliche Anxiolytika

In den letzten Jahren ist nicht nur das Interesse der breiten Öffentlichkeit an pflanzlichen Arzneimitteln mit psychotroper Wirkung erheblich gestiegen; auch die pharmakologische Grundlagen- und die klinische Forschung haben sich verstärkt mit der Sicherung der bislang umstrittenen therapeutischen Wirksamkeit und der Aufklärung der Wirkungsmechanismen der

Phytopsychopharmaka befaßt. Da es sich bei diesen Arzneimitteln fast immer um (oft nicht einmal standardisierte) Pflanzenextrakte handelt, sind viele der mitgeteilten Befunde nicht oder nur sehr bedingt verwertbar. Es konnte zwar z. B. für Baldrian- und Hopfenextrakte in kontrollierten Studien deren sedative Wirkung gezeigt werden; welche Inhaltsstoffe dieser Pflanzenextrakte den sedativen Wirkungen zugrunde liegen, ist jedoch weiterhin nicht eindeutig geklärt. Höchst fraglich ist auch, ob diese Präparate außer ihrem leichten Sedationseffekt zudem eine echte anxiolytische Wirkungskomponente haben.

Anxiolytische Wirksamkeit wird am ehesten noch Kavapräparaten zuerkannt (Kavaextrakte; chemisch definiertes racemisches Kavain). Wenn nun auch inzwischen mit Kavapräparaten einer Reihe von (placebo- und standardpräparat-)kontrollierten Studien durchgeführt worden sind, können deren Ergebnisse wegen methodischer Mängel oder unklarer Definitionen der Fall- und Einschlußkriterien noch nicht als zweifelsfreier Beweis für eine anxiolytische Wirksamkeit von Kavapräparaten gelten. Methodisch saubere konfirmatorische Studien bei eindeutig definierten Angstsyndromen fehlen bisher. Erst wenn positive Befunde solcher Studien vorliegen, wird es sinnvoll, die Wirkungsmechanismen von Kavain (bzw. anderer Inhaltsstoffe von Kavaextrakten) aufzuklären, um aus den Befunden solcher Untersuchungen dann Hinweise auf womöglich noch nicht bekannte neurobiologische Basismechanismen von Angst und Anxiolyse abzuleiten.

LITERATUR

Albus M (1991) Biologische Korrelate der Angst bei psychiatrischen Erkrankungen. Springer, Berlin Heidelberg New York Tokyo

Benkert O, Hippius H (1996) Psychiatrische Pharmakotherapie, 6. Aufl. Springer, Berlin Heidelberg New York Tokyo

Benkert O, Hippius H (1998) Kompendium der Psychiatrischen Pharmakotherapie. Springer, Berlin Heidelberg New York Tokyo

Burrows GD, Roth M, Noyes RI (1990) The neurobiology of anxiety. Elsevier, Amsterdam New York Oxford (Handbook of anxiety, vol 3)

Creutzfeldt OD (1983) Cortex cerebri: Leistung, strukturelle und funktionelle Organisation der Hirnrinde. Springer, Berlin Heidelberg New York Tokyo

Hemmeter U, Holsboer-Trachsler E (1995) Neuroendokrinologie und Biochemie der Angsterkrankungen. In: Kasper S, Möller HJ (Hrsg) Angst- und Panikerkrankungen. Fischer, Jena Stuttgart

Hoehn-Saric R, McLeod, DR (1993) Biology of anxiety disorders. American Psychiatric Press, Washington

Kahn RS, van Praag HM, Wetzler S, Anis GM, Barr G (1988) Serotonin and anxiety revisted. Biol Psychiatry 23:189–208

Margraf J (1988) Psychophysiologische Untersuchungen bei Panikanfällen. In: Hippius H, Ackenheil M, Engel RR (Hrsg) Angst – Leitsymptom psychiatrischer Erkrankungen. Springer, Berlin Heidelberg New York Tokyo, S 12–24

Möller HJ, Volz HP, Stoll KD (in press, 1999) Opipramol for the treatment of generalized anxiety disorder. Placebo controlled comparison with alprazolam

Nieuwenhuys R, Voogd J, van Huijzen C (1991) Das Zentralnervensystem des Menschen, 2. Aufl. Springer, Berlin Heidelberg New York Tokyo

Nutt D, Lawson C (1992) Panic attacks: a neurochemical overview of models and mechanisms. Brit J Psychiatry, 160:165–178

Sieghart W (1995) Transmittersysteme und Rezeptoren in der Neurobiologie der Angst. In: Kasper S, Möller HJ (Hrsg) Angst- und Panikerkrankungen. Fischer, Jena Stuttgart

Genetik der Angstsyndrome

Unter dem lange Zeit hindurch vorherrschenden Einfluß der Anschauung, daß alle Erscheinungen der Angst psychogene Phänomene seien, gab es keine gezielte genetische Forschung über Angst. Auch die moderne psychiatrisch-genetische Forschung hat das Gebiet der Angstsyndrome noch geraume Zeit vernachlässigt. Bevorzugte Schwerpunkte der psychiatrisch-genetischen Forschung waren die Schizophrenien und die manisch-depressiven Psychosen. In den letzten Jahren kamen dann noch als weitere Bereiche die Suchtkrankheiten (insbesondere Alkoholismus) und die Alzheimer-Krankheit hinzu. Erst in jüngster Zeit werden nun auch genetische Forschungen auf dem Angstgebiet durchgeführt.

Alle psychiatrisch-genetischen Untersuchungen wurden anfangs unter einer *nosologischen Perspektive* durchgeführt – also mit dem Ziel, die *genetischen Grundlagen von bestimmten Krankheiten* aufzuklären. Diese Grundposition eines nosologischen Forschungsansatzes hätte nun an sich auch Ausgangspunkt für Untersuchungen z. B. über »primäre Angstkrankheiten« sein können. Doch es gibt nur sehr wenige Veröffentlichungen von Ergebnissen so konzipierter Untersuchungen (Übersichten bei Holmberg und Torgerson).

Erste wichtige Hinweise auf die Bedeutung genetischer Faktoren bei Angstsyndromen waren überraschenderweise aus den Ergebnissen genetischer Untersuchungen von Neurosen ganz allgemein abzuleiten. Diese Studien waren in einer Zeit durchgeführt worden, als in Neurosen noch eine hinsichtlich der psychodynamischen Pathogenese verhältnismäßig einheitliche Gruppe von Krankheiten gesehen wurde. Die Befunde solcher Untersuchungen (z. B. signifikant höhere Konkordanzraten für Angstsyndrome bei neurotischen Zwillingen) waren schon deswegen besonders überzeugend, weil sie das Resultat von Studien waren, die Psychoanalytiker mit der Erwartung durchgeführt hatten, zeigen zu können, daß genetische Faktoren bei der Entstehung von Neurosen keine Rolle spielen würden.

Wenn auch heute genetische Untersuchungen an »Neurosen« (als einer vermeintlich einheitlichen Krankheitsgruppe) als überholt anzusehen sind, so haben diese Studien dennoch eine grundsätzliche Bedeutung. Zusammen mit den z. B. bei Schizophrenien durch sehr viele Untersuchungen immer wieder bestätigten Feststellung, daß die Konkordanzraten auch bei eineiigen Zwillingen immer deutlich unter 100 % liegen, sind die Ergebnisse der genetischen Untersuchungen an Neurosen ein gewichtiges Argument dafür, daß das Konzept der nosologisch orientierten Genetik aufgegeben und durch den Forschungsansatz einer an der *Vulnerabilität* (Disposition) für psychische Störungen orientierten Genetik ersetzt werden muß.

Im Rahmen dieser Änderungen der genetischen Forschungsperspektive hätte es auch naheliegen müssen, mit dem Ansatz der *Persönlichkeits- (Charakter-)Genetik* Untersuchungen an Patienten mit angsthafter (ängstlich-vermeidender) Persönlichkeitsstruktur durchzuführen. Ergebnisse solcher Studien liegen jedoch nicht vor.

Im Zusammenhang mit der Einführung der operationalisierten psychiatrischen Diagnostik (DSM-III; s. Kap. 5) sind einige Studien durchgeführt worden, die von DSM-III-Kategorien ausgehen. Vor allem bei Paniksyndromen, aber auch bei generalisierter Angst spielen genetische Faktoren eine Rolle. Torgerson fand in einer Zwillingsstudie, daß 31 % der eineiigen Zwillingsgeschwister von Panik- und Agoraphobiepatienten ebenfalls unter Panik oder Agoraphobie litten. Auch für das Auftreten von Sozialphobien sollen genetische Faktoren mitbestimmend sein.

M. Weissman hat aus Befunden von Familien- und Zwillingsstudien abgeleitet, daß Panikstörungen und generalisierte Angst in genetischer Hinsicht voneinander abgrenzbar seien. Bei Panikstörungen wurde bei Familienuntersuchungen zwar eine »Komorbidität« mit »Major Depression«, nicht jedoch mit generalisierter Angst nachgewiesen.

In populationsgenetischen Untersuchungen wurde für Paniksyndrome in der Allgemeinbevölkerung eine Lebenszeitprävalenz von 1,2–1,5 % festgestellt; bei Verwandten 1. Grades von Panikpatienten lag die Lebenszeitprävalenz für die gleiche Symptomatik bei 7,7–20,5 %.

Die Arbeitsgruppe um M. Weissman hat bei Untersuchungen an Kindern von Probanden mit Depressionen und Paniksyndromen festgestellt, daß sie häufiger unter Angst und Depressionen litten als Kinder von Probanden, die nur eine depressive Symptomatik hatten. Solche Befunde sollten allerdings nur mit Vorbehalt interpretiert werden, weil die genetische Fragestellung mit dem heute sehr populären, aber auf dem Gebiet der Psychiatrie nur unzureichend definierten Konzept der *»Komorbidität«* verquickt wird.

Das Konzept der Komorbidität ist von A. Feinstein aus sorgfältigen statistischen Analysen für eindeutig abgrenzbare chronisch verlaufende internistische *Krankheiten* abgeleitet worden. Da es in der Psychiatrie keine den internistischen Krankheiten vergleichbaren nosologischen Entitäten gibt, sollte man in der Psychiatrie Aussagen über Komorbidität nur mit großer Zurückhaltung machen. Bedauerlicherweise ist das Gegenteil der Fall – Komorbidität ist in der Psychiatrie gerade zu einem Modeschlagwort geworden! Damit wird verschleiert, daß der heutige Kenntnisstand der Psychiatrie es nur bei einzelnen Krankheitsbildern (z.B. beim Alkoholdelir, bei der Alzheimer-Krankheit, bei der progressiven Paralyse) erlaubt, von Krankheiten (»Morbus«) zu sprechen, die denen der inneren Medizin vergleichbar sind.

In der Psychiatrie müßte man sich bei der überwiegenden Mehrzahl der vielgestaltigen Krankheitsbilder damit begnügen, Begriffe wie Koexistenz (»co-occurence«) von Syndromen (»Ko-Syndromatik«) oder syndromale Assoziationen zu gebrauchen (s. Kap. 5).

LITERATUR

Feinstein AR (1970) The pre-therapeutic classification of co-morbidity in chronic disease. J Chron Dis 21:455–468
Feyer AI (1993) Heritability of social anxiety: a brief review. J Clin Psychiatry 54:2
Holmberg G (1989) Genetische Aspekte von Angsterkrankungen. In: Kielholz P, Adams C (Hrsg) Die Vielfalt von Angstzuständen. Deutscher Ärzte-Verlag, Köln
Schepank H (1996) Zwillingsschicksale, Enke, Stuttgart
Torgerson S (1983) Genetics of neuroses: the effect of sampling variation upon the twin concordance ratio. Brit J Psychiatry 142:126–132
Torgerson S (1990) Genetics of anxiety and ist clinical implications. In: Burrows GD, Roth M, Noyes R (eds) Handbook of anxiety, vol. 3. Elsevier, Amsterdam New York Oxford, 381–406
Weissman MM (1993) Family genetic studies of panic disorder. J Psychiatr Res 27:1:69–78

Allgemeine Grundlagen und Entwicklungslinien der psychiatrischen Diagnostik: Symptom – Syndrom – Störung – Krankheit

Beim Bemühen, das Erkennen, die Beurteilung und die Diagnostik von Angstzuständen möglichst klar, einleuchtend und übersichtlich darzustellen, muß man sich mit einigen grundsätzlichen Problemen der klinischen Psychiatrie befassen.

5.1
»Normale« und »pathologische« Angst

Wie bei vielen psychischen Phänomenen gibt es auch bei der Angst *keine scharfe Grenze* zwischen *»normaler« und »pathologischer (krankhafter)« Angst.* Aber selbst wenn es möglich wäre, eine derartige Grenze zu ziehen, könnte man diese Grenze nicht zur Grundlage der Entscheidung machen, ob ärztliche Hilfe überhaupt notwendig oder angebracht sei. Nicht nur »krankhafte« Angst fordert ärztliches Handeln. Wenn ein Mensch (z. B. durch das Wissen um eine schwere, womöglich lebensbedrohende Krankheit) völlig einfühlbar in eine verständliche Angst gerät, dann darf dieser Patient wegen seiner »normalen« Angst nicht ohne ärztliche Hilfe bleiben. Auch in einfacheren Situationen (z. B. vor Prüfungen) wenden sich Menschen wegen ihrer Angst an einen Arzt; auch wenn dieser dann die Angstsymptomatik als »normale« (Real-)Angst einschätzt, ist er dennoch zum Handeln aufgerufen.

Prüfungsängste sind im übrigen ein gutes Beispiel dafür, wie fließend die Übergänge zwischen »normaler« und »pathologischer« Angst sind. Es gibt nämlich immer wieder Patienten, bei denen die Prüfungsangst hinsichtlich Intensität und Ausgestaltung ohne Zögern von vornherein als behandlungsbedürftige »pathologische« Angst einzustufen ist.

5.2
Subjektives Erleben der Emotion Angst

Angst wird *subjektiv* erlebt und sie erfaßt – in individuell unterschiedlichem Ausmaß – das *gesamte Erleben, Befinden und Verhalten* des Menschen. Subjektives Angsterleben (die Emotion Angst) und die daraus resultierenden subjektiv erlebten psychischen Beeinträchtigungen, das Leiden unter der Angst, sind Phänomene, die der *objektiven* Beobachtung von außen nicht direkt zugänglich sind. Der Außenstehende – so auch der Arzt – ist daher bei seiner Einschätzung der Angst wesentlich auf die Schilderung durch den Patienten angewiesen, wenn auch vegetative und motorische Begleitphänomene der Angst (z.B. Schweißausbrüche, Zittern) und/oder angstgebundene Verhaltensauffälligkeiten (z.B. Vermeidungsverhalten) objektiv registriert werden können und dann in die Beurteilung der Angst eingehen.

5.3
Unspezifität von Symptomen und Syndromen

Pathologische Angst ist ein *Symptom* vieler psychiatrischer Krankheiten und kann daher völlig verschiedene Wurzeln haben.

- So kann Angst ein Symptom (womöglich sogar das initiale Symptom) verschiedener körperlicher Krankheiten sein.
- Bei toxisch bedingten psychiatrischen Erkrankungen und bei Suchtkrankheiten ist Angst ein keineswegs seltenes Symptom.
- Auch bei psychiatrischen Alterskrankheiten – z.B. bei Demenzen – kann Angst neben der übrigen psychopathologischen Symptomatik ein hervorstechendes Symptom sein.
- Ängstlichkeit als anlagebedingtes Persönlichkeitsmerkmal kann sich im Laufe des Lebens (ohne oder mit besonderen biographischen Belastungen) zur ausgeprägten Angstsymptomatik entwickeln.
- Angst kann Symptom schizophrener oder depressiver Psychosen sein.
- Schließlich gibt es eine Gruppe von Krankheitsbildern, bei denen pathologische Angst das Leitsymptom ist: die Angstkrankheiten.

Das *Symptom* Angst ist also differentialdiagnostisch *unspezifisch*.

Das gleiche gilt nicht nur für das isolierte Symptom Angst, sondern für alle Symptomkonstellationen, in denen das Symptom Angst zusammen mit anderen psychopathologischen Symptomen einen »Symptomkomplex« bildet: Alle das Symptom Angst einschließenden *psychopathologischen Syndrome* sind – wie alle psychopathologischen Syndrome überhaupt – hinsichtlich ihrer Ursachen und damit auch im Hinblick auf die Diagnose *unspezifisch*.

Ungeachtet der primären *diagnostischen Unspezifität der psychopathologischen Syndrome* ist der psychopathologische Querschnittsbefund der wichtigste Ausgangspunkt für den weiteren *diagnostischen Prozeß*. Dessen zweiter wichtiger Ausgangspunkt ist die Bewertung des *Krankheitsverlaufs*, der durch die sorgfältige Anamnese (und ggf. durch die nach der Erstuntersuchung einsetzende fortlaufende Beobachtung) erfaßt wird. Ziel des diagnostischen Prozesses ist eine *klinische Diagnose*, die zur Grundlage für die *Behandlung* des bestehenden Krankheitsbildes gemacht werden kann.

Vor der Festlegung der klinischen Diagnose müssen – nach der Bewertung der *deskriptiven Befunde* (Symptomatik und Verlauf) – gezielte Untersuchungen zur *Ursachenaufklärung* durchgeführt werden (z. B. körperliche Untersuchung, Laboruntersuchungen, vertiefte biographische Anamnese).

5.4
Psychiatrische Diagnosenklassifikationen

Psychiatrische Diagnosen orientierten sich lange Zeit hindurch am Konzept der »Krankheitseinheiten«. Diesem Krankheitsmodell liegt die Annahme zugrunde, daß eindeutig abgrenzbare Krankheitsbilder (die Syndrome) eine ebenso eindeutig faßbare Ursache (Ätiologie) hätten und die Krankheiten bei allen betroffenen Patienten einen vergleichbaren Verlauf nehmen würden. Das von R. v. Virchow für das Gebiet der somatischen Krankheiten entwickelte Konzept der »Krankheitseinheiten« wurde schon im vorigen Jahrhundert – insbesondere unter dem Einfluß von W. Griesinger und E. Kraepelin – in die Psychiatrie übernommen. Dieses Konzept blieb bisher in verschiedener Hinsicht für die Forschung und die Praxis der Psychiatrie das fruchtbare Fundament und wurde zur Grundlage aller tragfähigen *psychiatrischen Diagnosenklassifikationen*.

So wurden für psychiatrische Krankheitsbilder *nosologische Diagnosen* definiert, mit denen – zusammengefaßt in *einem* Begriff – das Erscheinungsbild (die Symptomatik), die Ursache (Ätiologie und Pathogenese) und die Verlaufscharakteristik beschrieben wurde. Ausgehend von diesem Konzept wurde die Gruppe der körperlich begründbaren psychiatrischen Krankheiten der Gruppe der psychisch bedingten psychiatrischen Krankheiten gegenübergestellt. Eine dritte Gruppe waren die »endogenen Psychosen«, bei denen Ursache und Pathogenese – letztlich auch heute noch! – unbekannt sind. Für diese dritte Gruppe hatten die Forschungsrichtungen der biologischen Psychiatrie einerseits und der psychodynamisch orientierten Psychiatrie andererseits das Ziel, eines Tages nachweisen zu können, daß die endogenen Psychosen zweifelsfrei den körperlich begründbaren Krankheiten bzw. den psychisch bedingten psychiatrischen Erkrankungen zuzuordnen seien.

Diese eindimensionalen Forschungsansätze sind überholt.

Hierzu hat E. Kraepelin durch eine seiner letzten grundlegenden Arbeiten *Über die Erscheinungsformen des Irreseins* den Anstoß gegeben.

An Stelle des überholten Konzepts der »Krankheitseinheiten« sind heute Grundpositionen der psychiatrischen Diagnostik

- die *Unspezifität psychopathologischer Syndrome* und
- die stärkere Berücksichtigung des *Verlaufs* der Krankheit.

Und in der Ursachenforschung ist an die Stelle des Konzepts der Monokausalität die Auffassung von der »*multifaktoriellen Syndromgenese*« getreten. Psychiatrische Krankheitsbilder entstehen danach aus dem Zusammenwirken *mehrerer* Ursachenfaktoren, wobei diese von genetisch determinierten Anlagefaktoren bis hin zu biographischen und vielfältigen organischen (somatischen) Faktoren reichen.

Diese Änderungen der Grundanschauungen über die Entstehung psychiatrischer Krankheiten haben nachhaltigen Einfluß auf die inhaltliche und terminologische Ausgestaltung moderner *psychiatrischer Diagnosenklassifikationssysteme* gehabt. (Diagnosenschlüssel der WHO: *International Classification of Diseases* ICD-9 und ICD-10; Diagnosenschlüssel der American Psychiatric Association (APA): *Diagnostic and Statistical Manual of Mental Disorders* DSM-III, DSM-IIIR, DSM-IV)

Die 1980 erschienene deutsche Ausgabe des Diagnosenschlüssels der WHO (ICD-9) knüpfte noch weitgehend an traditionelle nosologische Konzepte an (»Diagnosenschlüssel und Glossar psychiatrischer Krankheiten«). Im gleichen Jahr gab die Amerikanische Gesellschaft für Psychiatrie jedoch einen Diagnosenschlüssel heraus (DSM-III), der in verschiedener Hinsicht konzeptuell neu und sehr fortschrittlich war:

- Das *Klassifikationssystem DSM-III* löste sich radikal von der noch dem DSM-II zugrundeliegenden »Reaction-type-Diagnostik«, das von der in den USA lange Zeit hindurch dominierenden psychodynamischen Psychiatrie konzipiert worden war und alle – außer die eindeutig organisch bedingten – psychiatrischen Krankheitsbilder umfaßte.
- Das DSM-III nahm für sich einen »atheoretischen« Ansatz in Anspruch und wurde entwickelt zu einer
- *multiaxialen Diagnosenklassifikation,* mit der man durch
- *Operationalisierung* (Vorgabe von genau definierten Einschluß- und Ausschlußkriterien) zur Festlegung der Diagnose gelangt.

Diese Prinzipien liegen auch den Weiterentwicklungen (1987: DSM-IIIR; 1994: DSM-IV) zugrunde.

Um von vornherein die Abkehr von überholten Grundpositionen der Psychiatrie aufzuzeigen, vermieden die Amerikaner in ihren neuen Klassifikationssystemen den Begriff »*Krankheit*« (»*disease*«) und sprachen nur noch von »*Störungen*« (»*disorders*«).

Bei ihren beispielhaft gründlichen empirischen Vorbereitungen der DSM-III- bis DSM-IV-Diagnosenschlüssel beriefen sie sich übrigens immer wieder ausdrücklich darauf, daß sie damit an die Systematik von E. Kraepelin anknüpfen würden. Das ist durchaus richtig, wenn auch bei diesen Bemühungen der eingeschlagene Weg mit noch größerer Konsequenz hätte beschritten werden können, wodurch einige inzwischen deutlich gewordene Probleme vermieden worden wären.

So hat der Begriff »*Störung*« zwar den Vorteil, in gewisser Weise auch die subjektive (pathische) Perspektive des Patienten einzubeziehen – der Begriff hat aber auch suggeriert, es gäbe in der Psychiatrie nur »Störungen« und keine »Krankheiten«! Bei einer noch engeren Anlehnung an E. Kraepelin hätte man die Einführung des einerseits vagen, andererseits vieldeutigen und inzwischen oft sogar Verwirrung stiftenden Begriffs »Störung«

vermieden. Was hätte näher gelegen als die Rückbesinnung auf das am Beginn des Jahrhunderts von A. Hoche in der Auseinandersetzung mit E. Kraepelin vorgeschlagene, schließlich aber auch von diesem akzeptierte und übernommene *»Syndromkonzept«!*

Letztlich sind die diagnostischen Begriffe der Achse I der neuen DSM-Klassifikationen ja im wesentlichen operationalisierte Beschreibungen von psychopathologischen Syndromen, ergänzt durch operationalisierte Verlaufsbeschreibungen. Dadurch wäre auch die logische Stringenz der DSM-Achse I (Beschränkung auf operationalisierte Syndrom- und Verlaufsbeschreibung unter strikter Ausklammerung ätiologisch-pathogenetischer Aspekte) noch sehr viel besser geworden.

Wenn nun in der DSM-Diagnosenklassifikation die Definition der »Störung« (»disorder«) auch sehr weitgehend dem »Syndromkonzept« entspricht, so ist das bei der neuen ICD-Klassifikation bedauerlicherweise jedoch nicht der Fall. In der ICD-10 entsprechen die dort definierten »Störungen« zumeist sehr weitgehend dem alten Konzept der Krankheitseinheiten, auch wenn – z. B. in der deutschen Fassung der allgemeinen Einleitung zur ICD-10, Kapitel V (F) – ausdrücklich betont wird, daß »Störung« zwar kein exakter Begriff sei, aber in erster Linie dazu diene, den »problematischen Gebrauch von Ausdrücken wie »Krankheit« oder »Erkrankung« zu vermeiden«.

Bedauerlich ist weiterhin, daß bei der Neufassung der ICD auf das Prinzip der in den DSM-Klassifikationen verwirklichten »multiaxialen Diagnostik« verzichtet worden ist. In der ICD ist es bei der »eindimensionalen« Diagnostik geblieben, in der oft nur an die Stelle des Begriffs »Krankheit« (»disease«) der Begriff »Störung« (»disorder«) gesetzt worden ist. Erfreulicherweise stellt allerdings die ICD-10 für die psychiatrischen Krankheiten den durchaus gelungenen Versuch dar, alle im Diagnosenschlüssel ausgeführten Begriffe zu operationalisieren; also wenigstens in dieser Hinsicht hat die ICD-Klassifikation mit dem DSM-IV-Diagnosenschlüssel gleichgezogen.

Schwierigkeiten erwachsen heute aber vor allem daraus, daß die operationalisierten diagnostischen Abgrenzungen verschiedener Krankheitsbilder in beiden Klassifikationen nicht deckungsgleich sind!

So begrüßenswert und wichtig die Fortentwicklung der psychiatrischen Diagnostik nun auch war – das Nebeneinander von ICD- und DSM-Klassifikation hat letztlich so viel Verwirrung gestiftet, daß oft zu hören ist, man solle doch zur traditionellen »alten Diagnostik« zurückkehren. Das ist jedoch nicht möglich, da jeder praktisch tätige Arzt heute gezwungen ist, die

Diagnosen seiner psychiatrischen Patienten nach der ICD-10 (bisher ICD-9) zu verschlüsseln.

Deswegen werden in unserem an *Syndromen* orientierten »Leitfaden« durchgehende diagnostische Zuordnungen nach der ICD-10 vorgenommen (s. Kap. 7). Zusätzlich werden aber auch die Diagnosen des DSM-IV angeführt.

Vielleicht wird damit für den Bereich der Angstsyndrome ein Beitrag geleistet für ein besseres Verständnis und eine größere Akzeptanz der – ohne Frage – beachtlichen Fortschritte in der Diagnosenklassifikation. Nicht zu bestreiten ist allerdings, daß durch das Nebeneinander von zwei Diagnosenschlüsseln Unklarheiten und Unsicherheiten entstanden sind, die überwunden werden müssen.

5.5
Angstsyndrome in der ICD-10

In der ICD-10 findet man die Mehrzahl der bei Angstsyndromen in Betracht kommenden Diagnosen in 2 Abschnitten des Kapitels F4:

F40	**Phobische Störung**
–F40.0	Agoraphobie
F40.00	– ohne Panikstörung
F40.01	– mit Panikstörung
–F40.1	Soziale Phobien
–F40.2	Spezifische (isolierte) Phobien
–F40.8	Andere Phobien
–F40.9	Nicht näher bezeichnete Phobien
F41	**Andere Angststörungen**
–F41.0	Panikstörung (episodisch paroxysmale Angst)
–F41.1	Generalisierte Angststörung
–F41.2	Angst und depressive Störung, gemischt
–F41.3	Andere gemischte Angststörungen
–F41.8	Andere näher bezeichnete Angststörungen
–F41.9	Nicht näher bezeichnete Angststörungen

Mit der Terminologie dieser diagnostischen Begriffe wird verdeutlicht, daß bei der Abfassung der ICD-10 der Versuch gemacht worden ist, sich vom Neurosenkonzept zu lösen. Das geschah offensichtlich mit Blick auf die DSM-Klassifikation, in der die Begriffe »Neurose« und »neurotisch« – ebenso wie auch noch einige andere traditionelle Begriffe – völlig eliminiert worden sind. Im ICD-10-Diagnosenschlüssel findet man allerdings noch einige »Überbleibsel« der alten und geläufigen Terminologie: So lautet die Überschrift für das gesamte Kapitel F4 (F40–F49) »Neurotische, Belastungs- und somatoforme Störungen«, und eine diagnostische Restkategorie wird als »Andere neurotische Störungen« überschrieben! Diese Inkonsequenz der ICD-10 wird mit Hinweisen

- auf den »historischen Zusammenhang mit den Neurosenkonzept« und
- auf den »beträchtlichen, wenn auch nicht genau bekannten Anteil psychischer Verursachung« aller im Kapitel F4 aufgeführten Krankheitsbildern gerechtfertigt.

Letztlich belegen diese Formulierungen und die Konzipierung der Gesamtgruppe »Neurotische, Belastungs- und somatoforme Störungen«, daß die ICD-Klassifikation – im Unterschied zur DSM-Klassifikation – trotz des ausgiebigen Gebrauchs des Begriffs »Störung« und dem Hinweis auf ein »atheoretisches« Grundkonzept letztlich doch eine in wichtigen Abschnitten am Konzept der Krankheitseinheiten orientierte Diagnosenklassifikation geblieben ist. (Den ICD-Diagnosen Angststörungen im engeren Sinne entsprechen im DSM-IV vergleichbar formulierte Diagnosen (s. Abschn. 5.6). Im DSM-IV ist jedoch die Zahl der Diagnosen reduziert worden.)

Bei der Diagnostik von Angstsyndromen müssen in der ICD-10 außer den Angstsyndromen im engeren Sinne (s. oben) auch noch die Diagnosen

- akute Belastungsstörung (F43.0),
- posttraumatische Belastungsstörung (F43.1) und
- Anpassungsstörungen (F43.2)

berücksichtigt werden.

Wenn Angst im Zusammenhang mit hypochondrischer Symptomatik besteht, ist neben der Diagnose einer

- hypochondrischen Störung (F45.2)

die zusätzliche Diagnose einer Angststörung berechtigt. Das ist vor allem bei den vielgestaltigen Krankheitsbildern der »Nosophobien« (der ungerechtfertigten Furcht vor dem Bestehen einer oder mehrerer Krankheiten) der Fall. Die »Nosophobien« sind angstbesetzte hypochondrische Syndrome.

Diese 4 diagnostischen Kategorien der ICD-10 (F43.0, F43.1, F43.2 und F45.2) haben Entsprechungen im DSM-IV.

Das gilt auch für die ICD-Diagnose

- organische Angststörung (F06.4),

deren Entsprechung im DSM-IV die Kategorie »Angststörung bei körperlicher Erkrankung« (293.89) ist. Bei den nach ICD-10 diagnostizierten organischen Angststörungen wird zusätzlich noch die die Angstsymptomatik verursachende Grundkrankheit jeweils durch eine weitere ICD-Diagnose erfaßt.

Bei den durch psychotrope Substanzen (im Rahmen akuter oder chronischer Intoxikationen, bei Abhängigkeit oder Entzug) hervorgerufenen Angstsyndromen erlaubt die ICD-10-Klassifikation zwar eine differenzierte Diagnostik hinsichtlich der auslösenden psychotropen Substanzen, also hinsichtlich der Ursachen (Alkohol, Opioide, Cannabinoide usw.; F10–F19); die psychopathologische Manifestation als Angstsymptomatik kann jedoch nur – zusammengefaßt mit den verschiedensten anderen psychopathologischen Syndromen – unter der Sammelkategorie

- andere durch Alkohol oder psychotrope Substanzen bedingte psychische oder Verhaltensstörungen (F18)

diagnostisch erfaßt werden.

Schließlich ist bei der Diagnostik von Angstpatienten nach ICD-Kriterien noch die

- ängstliche (vermeidende) Persönlichkeitsstörung (F60.6)

zu berücksichtigen. (Im DSM-IV gibt es für diese ICD-Diagnose kein direktes Pendant, weil alle Persönlichkeitsstörungen im DSM-IV keine Achse-I-, sondern Achse-II-Diagnosen sind.)

5.6
Angstsyndrome im DSM-IV

Die Klassifikation der Angststörungen im *DSM-IV* ist übersichtlicher:

- Nicht näher bezeichnete Angststörung (300.00)
- Panikstörung ohne Agoraphobie (300.01)
- Generalisierte Angststörung (300.02)
- Panikstörung mit Agoraphobie (300.21)
- Agoraphobie ohne Panikstörung in der Vorgeschichte (300.22)
- Soziale Phobie (300.23)
- Spezifische Phobie (300.29)
- Zwangsstörungen (300.3)
- Akute Belastungsstörung (308.3)
- Posttraumatische Belastungsstörung (309.81)
- Angststörung bei körperlicher Erkrankung (z)
- Substanzinduzierte Angststörung (293.89)

Ein wichtiger Unterschied zwischen DSM-IV und ICD-10 besteht hinsichtlich der Einordnung der Zwangssyndrome. In der ICD-Klassifikation werden die in erster Linie durch Zwangsgedanken und/oder Zwangshandlungen (Zwangsrituale) charakterisierten Krankheitsbilder (F42) von den beiden Gruppen der Angststörungen (F40 und F41) abgegrenzt.

Patienten mit Zwangssyndromen leiden häufig unter Angst – doch die hervorstechende Symptomatik sind die Zwangsphänomene. Deswegen leuchtet es ohne weiteres ein, daß in der ICD-10 die Zwangsstörungen nicht bei den Angststörungen eingegliedert worden sind, sondern als selbständige Gruppe geführt werden.

5.7
Schlußbemerkung

Die Abschnitte 5.5 und 5.6 sind der Versuch, Konzepte und Begriffe der Diagnosenklassifikationssysteme ICD-10 und DSM-IV für den Bereich der Angstsyndrome summarisch zu beschreiben und zu vergleichen. Dabei war es das Ziel, vor allem die für Klinik und Praxis inzwischen verbindliche *ICD-Klassifikation der Angstsyndrome* so darzustellen, daß sie von Ärzten aller Fachdisziplinen zunehmend mehr angewandt und zur Grundlage von differenzierter Diagnostik gemacht wird. Trotz aller nicht zu leugnender Schwierigkeiten beim Umgang mit den modernen Diagnosenschlüsseln, trotz deren Diskrepanzen und Inkonsistenzen sind mit der ICD-10 und dem DSM-IV doch neue Grundlagen für Diagnostik und Therapie der Angstsyndrome und ein neues Bezugssystem für die Angstforschung geschaffen worden.

Das Ausmaß des Fortschritts läßt sich am besten mit einem Rückblick auf die Entwicklung der Angstdiagnostik verdeutlichen: 1895 veröffentlichte S. Freud die grundlegende Arbeit »Über die Berechtigung, von der Neurasthenie einen bestimmten Symptomen-Complex als »Angstneurose« abzutrennen«. Noch in der ICD-9 (1980) wurden die Angstsyndrome nur sehr pauschal in »Angstneurosen« und »Phobien« unterteilt. Heute ist demgegenüber eine sehr weitgehende diagnostische Differenzierung möglich, die – und das ist für die Praxis das Wichtigste – *Grundlage für eine differentielle Therapie ist!*

LITERATUR

American Psychiatric Association (1987) Diagnostic and statistical manual of mental disorders DSM-III R. Washington. (Dt.: Wittchen HU, Saß H, Zaudig M, Koehler K (1989) Diagnostisches und statistisches Manual psychischer Störungen DSM-III R. Beltz, Weinheim Basel)

American Psychiatric Association (1994) Diagnostic and statistical manual of mental disorders DSM-IV. Washington. (Dt.: Saß H, Wittchen HU, Zaudig M (1996) Diagnostisches und statistisches Manual psychischer Störungen DSM-IV. Hogrefe, Göttingen Bern Toronto Seattle)

Freud S (1895) Über die Berechtigung, von der Neurasthenie einen bestimmten Symptomkomplex als »Angstneurose« abzutrennen. Neurol Zentralbl 14:50–66

Hoche A (1912) Die Bedeutung der Symptomenkomplexe in der Psychiatrie. Z Neurol 12:540–551

Kraepelin E (1920) Die Erscheinungsformen des Irreseins. Z Neurol 62:1–29

World Health Organisation (WHO) International classification of diseases (ICD-9), 9th rev, chapter V. WHO, Geneva [Dt.: Deckwitz R, Helmchen H, Kockott G, Mombour W (1980) Diagnoseschlüssel und Glossar psychiatrischer Krankheiten, 5. Aufl. Springer, Berlin Heidelberg New York]

World Health Organisation (WHO) Tenth revision of the international classification of diseases (ICD-10) chapter V (F). WHO, Geneva [Dt.: Dilling H, Mombour W, Schmidt MH (1991) Internationale Klassifikation psychischer Störungen (ICD-10). Huber, Bern Göttingen Toronto]

KAPITEL 6

Der diagnostische Prozeß zur Erkennung der Angst

6.1
Das ärztliche Gespräch

Das ärztliche Gespräch ist das wichtigste Untersuchungsinstrument für die Diagnostik aller psychiatrischen Erkrankungen. Im Gespräch geäußerte Beschwerden und Klagen des Patienten selbst oder Schilderungen Dritter über verändertes Verhalten, Befinden und Erleben des Patienten sind für den Arzt der Ausgangspunkt aller Überlegungen, die man als »diagnostischen Prozeß« bezeichnet. Die aus dem diagnostischen Prozeß abgeleitete »vorläufige (Erst-)Diagnose« ist die Grundlage für alle weiteren diagnostischen und therapeutischen Maßnahmen.

Zum diagnostischen Prozeß jeder psychiatrischen Erkrankung gehört eine *gründliche körperliche Untersuchung*. Diese Forderung berücksichtigt die »Unspezifität« psychiatrischer Symptome und Syndrome.

Bei psychopathologischen Symptomen oder Syndromen ist nicht von vornherein erkennbar, ob es sich

- um eine durch eine Körperkrankheit hervorgerufene, organische psychische Störung,
- um eine psychische Störung durch psychotrope Substanzen,
- um ein im Rahmen einer endogenen Psychose auftretendes psychopathologisches Syndrom
- oder um ein psychogenes Krankheitsbild, das mit der Biographie und/oder der sozialen Situation des Patienten zusammenhängt, handelt.

Im *Erstgespräch* versucht der Arzt sich möglichst umfassend über die Lebensgeschichte des Patienten zu informieren. Dazu gehören auch Informationen über die persönliche Situation des Patienten, über dessen psychosoziale Probleme und Konflikte. Außerdem verschafft man sich im Erstgespräch einen Überblick über die spezielle psychiatrische Krankengeschichte (Vorgeschichte).

Man kann zur Unterstützung und Strukturierung dieses Teils des diagnostischen Prozesses diagnostische Hilfen benutzen, durch die eine vollständige Datenerhebung erleichtert wird, das sind z. B. Anamneseschemata, teilstrukturierte Interviews, Selbst- und Fremdfragebögen.

6.2
Lebensgeschichte – Krankheitsgeschichte – psychiatrischer Querschnittsbefund

Bei psychiatrischen Patienten sind Lebensgeschichte und Krankheitsgeschichte eng miteinander verknüpft. Geklagte Beschwerden und deren Entwicklung sind stets vor dem individuellen biographischen Hintergrund zu sehen. Am Ende eines ärztlichen Gesprächs muß man sich darüber Rechenschaft geben, ob der Patient von sich selbst meint, er sei krank, oder ob man als Arzt aus der Perspektive des Gesprächspartners zu dieser Ansicht gelangt. Als Arzt bildet man sich ein Urteil darüber, ob das Verhalten, das seelische Befinden und/oder das Erleben des Patienten entweder »im Vergleich zu gesunden Tagen« oder »im Vergleich zu gesunden Menschen« in irgendeiner Form gestört oder verändert ist.

Psychiatrische Krankheitsbilder sind also durch quantitative und/oder qualitative Normabweichungen und Störungen bestimmter *psychischer Grundfunktionen* charakterisiert. Die Synopsis dieser Störungen bezeichnet man als *»psychopathologischen (psychiatrischen) Querschnittsbefund«*.

Psychische Grundfunktionen sind das Wachbewußtsein, die Grundstimmung und die Antriebsdynamik sowie 3 weitere Bereiche, die schematisch in einen »rezeptiven«, einen »verarbeitenden/intrapsychischen« und einen »effektorischen/Verhaltensbereich« gegliedert werden können.

Auch bei Zuhilfenahme von strukturierten Beurteilungsverfahren und standardisierten Diagnosesystemen darf das klinische Urteilsvermögen nicht durch das bloße Auflisten von Symptomen ersetzt werden. Diese inzwischen wieder unbestrittene Einsicht war in der Vergangenheit bei der Entwicklung von operationalisierten, diagnostischen Definitionen und psychopathologischen Erhebungsinstrumenten Anlaß für kontroverse Grundsatzdiskussionen. Die bislang verfügbaren diagnostischen Entscheidungshilfen, die als Papier- und Bleistiftversionen oder auch als computerisierte Programme dem Arzt zur Verfügung stehen, sind sicherlich sehr brauchbare Hilfsmittel – ihre unkritische Anwendung kann aber durchaus auch zu kuriosen Fehldiagnosen führen. Die »diagnostischen Instrumente« – seien es operationalisierte Diagnosekriterien oder EDV-gestützte Diagnostikhilfen – sind im Rahmen des diagnostischen Prozesses nur dann wirklich hilfreich, wenn sie von Ärzten mit fundierten klinischen Kenntnissen angewendet werden.

Im Rahmen des *psychiatrischen Querschnittsbefundes* muß auch zu mnestischen Funktionen (Merkfähigkeit und Gedächtnis), zur Fähigkeit, sich zu Ort, Zeit und zu Situationen zu orientieren, sowie zur Intelligenz Stellung genommen werden.

Der »rezeptive« Bereich, die Gesamtheit der Aufmerksamkeit, der Wahrnehmung und der Auffassung des Menschen ist vom Wachbewußtsein, von der Grundstimmung und vom Antrieb abhängig.

Das Verhalten des Menschen, die »*effektorischen*« *Funktionen*, sind auch von Antrieb und Stimmung abhängig. Die beobachtbaren Anteile des Verhaltens beschreibt man als Psychomotorik. Intrapsychische Impulse können zu unreflektierten Triebhandlungen oder zu willensbedingtem, streng zielgerichtetem Handeln führen.

Wenn sich im Verlaufe eines diagnostischen Gesprächs Hinweise auf eine psychiatrische Symptomatik ergeben, muß man im nächsten Schritt versuchen, durch eine gezieltere Befunderhebung zu diagnostisch-nosologischen Schlüssen zu kommen. Ein erster Schritt dazu führt über die Feststellung einer mehr oder minder charakteristischen Symptomkonstellation zur *Syndromdiagnose*.

6.3
Wechselwirkungen der Angst

Die Beziehungen zwischen psychischen Symptomen und Phänomenen einerseits und der Angst andererseits sind nicht als einseitig gerichtete Beeinflussungen aufzufassen, sondern sind wie ein chemisches Fließgleichgewicht im Sinne einer gegenseitigen Interaktion mit wechselnden Zeitkonstanten zu verstehen.

Alle seelischen Grundfunktionen, mit denen menschliches Fühlen, Denken und Wollen erfaßt und beschrieben werden können, werden durch die vitale Antriebsdynamik und damit indirekt vom individuellen Angstpegel wesentlich beeinflußt. Diese engen gegenseitigen Verflechtungen von psychischen Funktionen sind nicht ein spezifisches Kennzeichen von einigen wenigen psychischen Eigenschaften, sondern sind Ausdruck der wesenseigenen Komplexität der menschlichen Psyche. Angst spielt als Aktivierungs- oder als Hemmfaktor eine große Rolle. Angst kann durch Aktivierung zu zielgerichtetem, zweckmäßigem Handeln (z. B. zur Gefahrenabwehr) führen. Angst kann aber auch zu zielloser Aktivität, zu »kopflosem« Handeln führen (Abb. 6.1).

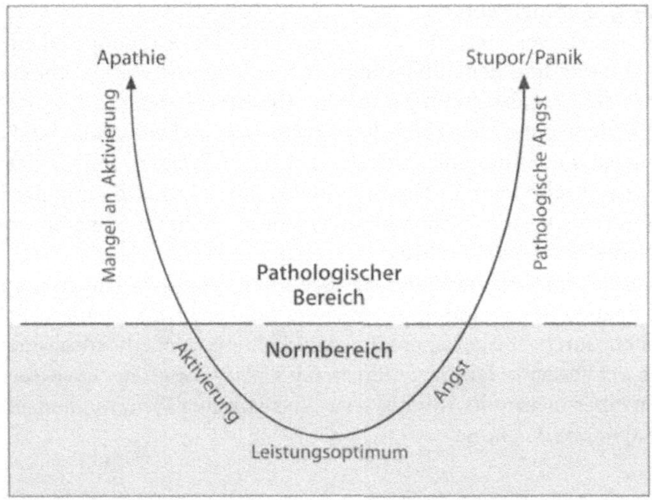

Abb. 6.1. In Abhängigkeit von der Intensität kann Angst »Aktivierung« bedeuten oder sprichwörtlich »lähmen«. Viele psychische Grundfunktionen stehen in einer u-förmigen Beziehung zur Angst/Aktivierungsintensität. Die Leistung ist bei mittlerer Aktivierung am besten, bei hoher oder niedriger Aktivierung dagegen schlechter (Yerkes-Dodson-Gesetz)

6.4
Befunderhebung und Befunddokumentation

Im Laufe des diagnostischen Prozesses ist es notwendig, nach einer ersten Befunderhebung bald zu einer ersten vorläufigen diagnostischen Hypothesenbildung zu kommen. Gleichzeitig müssen diese ersten diagnostischen Überlegungen aber immer wieder auch kritisch und bewußt als *vorläufig* reflektiert werden. Der Untersucher muß für Revisionen seiner Diagnose stets bereit bleiben. Dadurch wird vermieden, daß die jeweiligen diagnostischen Überlegungen als unbewußte Vorurteile die weitere Diagnostik verfälschend beeinflussen.

Bei einer tiefenpsychologisch intendierten Befunderhebung wird eine weitgehend passive Gesprächsführung bevorzugt, bei der nur wenig ausformulierte Fragen gestellt werden; der Untersucher hält das Gespräch durch Wiederaufnahme des vom Patienten zuletzt formulierten Gedanken in Gang. Ziel dieser Technik ist es, durch weitgehende Indifferenz des Arztes bearbeitbare Übertragungen und freie Assoziationen zu ermöglichen. Diese Form der Gesprächsführung muß aus zeitökonomischen Gründen auf solche Patienten beschränkt bleiben, bei denen der Untersucher zu der Ansicht gelangt ist, daß eine länger dauernde psychoanalytische Therapie in Betracht kommt.

In einem formalen Gegensatz zu dieser Technik stehen sowohl im Ablauf als auch in den berücksichtigten Inhalten exakt vorprogrammierte »strukturierte Interviews«.

Für die ärztliche Sprechstunde empfiehlt sich ein Kompromiß aus freiem Gespräch und standardisierter Interviewtechnik. Beim ärztlichen Gespräch muß darauf geachtet werden, daß Fragen möglichst nicht so gestellt werden, daß sie nur mit »Ja« oder »Nein« beantwortet werden können. Es gilt grundsätzlich: Je konkreter Fragen formuliert sind, um so stärker ist ihr Suggestivcharakter und um so intensiver beeinflußt die hinter den Fragen stehende diagnostische Hypothese als »Vorurteil« den diagnostischen Prozeß. Wenn der Untersucher den Eindruck gewinnt, daß durch eine seiner Fragen die Antwort suggestiv beeinflußt worden ist, sollten die weiteren Fragen dann eher einen Akzent haben, der die Antwort auf die vorausgehende Frage vorsichtig in Zweifel zieht.

Oft sind jedoch Alternativfragen nicht zu vermeiden. Es empfiehlt sich dann, den Patienten um weitere Erläuterungen – etwa durch ergänzende Beispiele – zu bitten. Um das diagnostische Gespräch durch eine gezielte Befunderhebung zu ergänzen, bieten sich eine Reihe von psychometrischen Beurteilungsverfahren an (s. Abschn. 6.6).

Damit beim diagnostischen Gespräch möglichst umfassende Informationen zur psychopathologischen Symptomatik gewonnen werden können, kann man sich einiger Methoden bedienen, die in den letzten Jahren entwickelt worden sind. Diese Methoden halten den Untersucher dazu an, sich nach Abschluß des frei geführten Gesprächs darüber Rechenschaft zu geben, wie sorgfältig und gründlich seine Befunderhebung war. Das von Dilling entwickelte Anamnesemosaik unterstützt den Arzt, nach der Untersuchung seine Beobachtungen und Feststellungen systematisch zu ordnen und zu dokumentieren (Dilling et al. 1994). Wenn sich nun im Erstgespräch Hinweise ergeben, daß bei einem Patienten eine Angstsymptomatik vorliegen könnte, ist eine differenzierte Abklärung der Angstsymptomatik angezeigt. Hierfür stehen weitere besondere Diagnosehilfen zur Verfügung.

6.5
Einfache Hilfen für die Befunderhebung

Im folgenden Absatz werden Kernpunkte für einige Fragen formuliert, die sinngemäß an Patienten gestellt werden sollten, wenn zu vermuten ist, daß eine Angstsymptomatik vorliegt. Nach einer allgemein gehaltenen Frage werden noch 7 weiterführende Fragen aufgeführt, die zu Hinweisen auf die verschiedenen Angstsyndrome führen sollen. Diese gezielteren Fragen werden im Kap. 7 in den verschiedenen Abschnitten wiederholt.

Orientierungsfragen in Anlehnung an Margraf J. (1994) Angst-Manual, Hrsg. Expertenkreis in Zusammenarbeit mit Dt. Ges. f. Allgemeinmedizin, Emsdetten.

Einleitungsfrage: »*Viele Menschen haben in den verschiedensten Situationen auch einmal Ängste. Das kann etwas völlig Normales sein. Wenn ein Mensch unter Angst leidet versucht er, meistens alles zu tun, um diese Angst zu vermeiden. Leiden Sie vielleicht auch unter Angst? Wird bei Ihnen dann der Wunsch ausgelöst, diese Angst möglichst zu vermeiden?*«

Frage zur Erkennung von Paniksyndromen: »*Leiden Sie manchmal unter plötzlichen und unerwarteten Angstanfällen, ohne daß eine tatsächliche*

Bedrohung vorliegt? Leiden Sie unter wiederholten Angstanfällen ohne erkennbaren Anlaß? Befürchten Sie das neuerliche Auftreten solcher Angstanfälle oder haben diese Ihr Leben schon nachhaltig beeinträchtigt?«

Frage zur Erkennung des generalisierten Angstsyndroms: *»Leiden Sie häufig unter Angst und übermäßig starken Sorgen, die Sie nicht oder nur schwer kontrollieren können (z.B. wegen familiärer, beruflicher oder finanzieller Angelegenheiten)?«*

Frage zur Erkennung von Agoraphobie: *»Gibt es bestimmte Situationen und Orte, wie z.B. Kaufhäuser, leere Plätze, Autofahren, Menschenmengen, Fahrstühle oder geschlossene Räume, die Ihnen Angst machen und die Sie möglichst vermeiden?«*

Frage zur Erkennung einer Sozialphobie: *»Fürchten oder vermeiden Sie Situationen, in denen Sie von anderen Menschen beobachtet oder bewertet werden könnten, wie z.B. öffentliches Sprechen, Zusammenkünfte, Parties oder Gespräche?«*

Frage zur Erkennung spezifischer Phobien: *»Lösen bestimmte Dinge oder Aktivitäten (wie z.B. Tiere, Höhen, Flugreisen oder der Anblick von Blut und Verletzungen) bei Ihnen heftige Angst aus, so daß Sie diese möglichst vermeiden wollen?«*

Frage zur Erkennung von Zwangssyndromen: *»Gibt es unangenehme oder unsinnige Gedanken oder Handlungen, die Sie nicht aus ihrem Kopf verbannen können, bzw. die Sie immer wieder ausführen müssen, auch wenn Sie versuchen sich dagegen zu wehren?«*

Frage zur Erkennung eines posttraumatischen Belastungssyndroms: *»Haben Sie schon einmal eine schwer schockierende, extrem belastende Situation (wie z.B. körperliche Gewalt, andere Gewalttaten oder Naturkatastrophen) oder gar eine lebensbedrohliche Situation erlebt, nach der es Ihnen sehr schlecht ging und die womöglich Sie selbst und Ihr ganzes späteres Leben verändert und beeinträchtigt hat?«*

Wenn mehrere Ärzte nach einem freien Interview bei einem Patienten unabhängig voneinander die Angst beurteilen und einschätzen sollen, können die Urteile erheblich differieren. Manche Beurteiler bewerten insbesondere die Leichtigkeit, mit der eine Angstreaktion bei einem bestimmten Patienten zur Auslösung gebracht werden kann *(Angstschwelle)*. Andere Beurteiler berücksichtigen in erster Linie die Zahl der vom Patienten angegebenen angstauslösenden Situationen *(allgemeine Angstbereit-schaft)*. Manche Beurteiler bewerten die Latenz bis zum Einsetzen von Angstgegenreaktionen *(Angsttoleranz)* oder auch die Wirksamkeit dieser Gegenreaktionen. Wenn Angst in nicht standardisierter Form erfaßt und beschrieben wird, sollte der Beurteiler erläutern, worauf sich sein Urteil stützt, wenn er bei einem Patienten diagnostiziert, dieser leide unter einem »schweren Angstsyndrom«.

> Für die differenzierte Beschreibung von Angstsyndromen kann man sich auch eines standardisierten Befunderhebungsinstruments bedienen.

Wenn es (z. B. in der Alltagsroutine der Praxis) nicht möglich ist, standardisierte Befunderhebungsinstrumente einzusetzen, sollte der Arzt das Gespräch mit seinem Patienten aber möglichst in Anlehnung an den Merkmalsbestand einer ihm geläufigen Angstskala führen. Dadurch kommt man auch bei diesem Vorgehen zu einem vollständigen Befund.

6.6
Standardisierte Instrumente
zur Erkennung und Quantifizierung von Angst

Zur operationalen Erfassung und Quantifizierung von Angst wurden zahlreiche Fragebögen und Skalen entwickelt, die entweder Selbstbeurteilungs- oder Fremdbeurteilungsverfahren darstellen. Bei den Selbstbeurteilungsverfahren hat der Patient den Fragebogen selbst auszufüllen; bei den Fremdbeurteilungsmethoden hat der Beurteiler bzw. der Arzt die vorgegebenen Fragen zu beantworten. Fragebögen stellen eine erhebliche Arbeitserleichterung dar, insbesondere wenn Bearbeitung und Auswertung durch medizinisches Hilfspersonal erfolgen kann. Fragebögen erbringen i. allg. zuverlässige Ergebnisse.

Welche Art von Befindlichkeits- oder Beurteilungsskala angewandt wird, kann durchaus nach persönlicher Vorliebe entschieden werden. Mit Hilfe eines geeigneten Fragebogens kann schnell, mit geringem Aufwand und verläßlich ermittelt werden, ob bei einem Patienten überhaupt Angst in krankhaftem Ausmaß vorliegt. Die Fragen können auch vom Arzt gemeinsam mit dem Patienten durchgegangen werden. Dieses Vorgehen bietet sich u. a. bei älteren, bei unsicheren und bei einfach strukturierten Patienten an.

Eine für den deutschen Sprachraum zusammengestellte, weitgehend vollständige Sammlung von Verfahren aus dem Bereich der klinisch-psychiatrischen Diagnostik findet sich im Handbuch des »Collegium Internationale Psychiatriae Scalarum (CIPS)«.

Als geeignete Beurteilungsinstrumente liegen in deutschsprachigen Versionen folgende Skalen vor:

- Beck Anxiety Inventory (BAI)
- Anxiety Status Inventory (ASI)
- Befindlichkeits-Skala (Bf-S)
- Hamilton Anxiety Scale (HAMA)
- Self-Rating Anxiety Scale (SAS)
- State-Trait-Angstinventar (STAI)

Als Beispiel wird hier nur die Kurzfassung des *Beck Anxiety Inventory* (Angstscreeningfragebogen; BAI) wiedergegeben. Diese Kurzfassung verzichtet auf den expliziten Begriff Angst. Das kann von besonderem Vorteil sein, wenn der Hausarzt (der Nicht-Psychiater) dieses Beurteilungsinstrument einsetzt. Viele Patienten scheuen ja die Sprechstunde des Nervenarztes, teilen sich dem Hausarzt aber offener mit, wenn dieser ein Untersuchungsinstrument einsetzt, von dem nicht von vornherein erkennbar ist, daß damit eine psychopathologische Symptomatik erfaßt werden soll.

Obgleich die im Fragebogen aufgeführten Beschwerden vieldeutig sind, ist durch Untersuchungen belegt worden, daß – sofern keine organische Ursache nachzuweisen ist – mit großer Wahrscheinlichkeit ein Angstsyndrom, zumeist ein Angstsyndrom im engeren Sinne, vorliegt.

Dem Patienten wird die Kurzform des Beck Angst-Inventar vorgelegt, mit dem Hinweis »*Nachfolgend finden Sie eine Aufstellung von Empfindungen, die vorkommen können, wenn man ängstlich ist. Bitte lesen Sie diese Empfindungen sorgfältig durch. Geben Sie jeweils an, wie sehr Sie durch jede dieser Empfindungen in der letzten Woche (einschließlich heute) belastet waren, indem Sie ein Kreuz in der zutreffenden Spalte machen.*«

Aus den hinsichtlich der Intensität zwischen 0 und 3 Punkten gewichteten Antworten für 6 Beschwerden in der letzten Woche, wird ein Summenscore gebildet. Der Wert kann zwischen 0 und 18 Punkten liegen. Nach diesem Wert wird die Symptomatik der Patienten eingestuft:

- 0–3 Punkte: kein Angstsyndrom
- 4–6 Punkte: vermutliches Angstsyndrom
- über 7 Punkte: sicheres Angstsyndrom

Der Befund in dieser einfachen Selbstbeurteilungsskala soll dann zur Grundlage für die Entscheidung gemacht werden, ob weitere, differenziertere Untersuchungsinstrumente eingesetzt werden.

6.7
Allgemeine Regeln zum Umgang mit Angstpatienten

Zuerst muß abgewogen werden, ob es sich um eine »normale« Angst oder um eine Angst mit Krankheitswert handelt. Dies ist zumeist die Aufgabe des Hausarztes. Angemessene, »normale« Ängste bedürfen üblicherweise keiner Behandlung. Dies schließt jedoch eine Beratung, Gespräche und – in Ausnahmefällen – eine kurzfristige Medikation nicht aus. Die Hemmschwelle, einen Nervenarzt aufzusuchen, ist relativ hoch. Deswegen kommen nur wenige Patienten mit sog. »normaler« Angst in die Sprechstunde des Psychiaters; oft gehen sie direkt zum Psychologen. In Hinblick auf die vielfältigen, oft auch organischen Wurzeln von Angstsyndromen sollten Psychologen bei der Differentialdiagnostik – bevor eine Therapie begonnen wird – die Zusammenarbeit mit einem Arzt suchen.

Schließlich kann »normale« Angst aber auch eskalieren, entgleisen, sich verselbständigen und zu einer schweren Krankheit werden. Nur durch frühzeitiges Erkennen und rasche, gezielte und effektive Therapie kann der allen Angstsyndromen eigenen Tendenz zur Chronifizierung wirksam begegnet werden.

Auch wenn sich Angst hinter körperlichen Symptomen verbirgt, muß sie als solche rechtzeitig erkannt und frühzeitig behandelt werden. In vielen Fällen kann die Behandlung vom zuerst aufgesuchten Arzt durchgeführt werden, auch wenn dieser kein Nervenarzt ist. Die Entscheidung des Patienten, sich gerade an »seinen« Arzt zu wenden, ist ein Ausdruck des besonderen Vertrauens und sollte gerade deshalb im Bereich der psychischen Erkrankungen diagnostisch und therapeutisch genutzt werden. Falls der um Rat gefragte Arzt die Behandlung nicht selbst durchführen kann, sollte er sich unverzüglich darum bemühen, seinen Patienten an einen für Angsterkrankungen kompetenten Arzt zu überweisen. Der zuweisende Arzt sollte sich aber so lange für seinen Patienten verantwortlich fühlen, bis er darüber informiert worden ist, daß eine adäquate Therapie begonnen wurde. Leider wird die Vielfalt der Behandlungsmöglichkeiten von Angsterkrankungen immer noch unterschätzt und das Wissen über die Wirksamkeit der verschiedenen Therapieformen ist oft nicht nur bei Patienten, sondern auch bei Ärzten äußerst gering.

6.8
Vom Syndrom zur Ursachenaufklärung

In einem ersten Schritt ist eine groborientierende Zuordnung des diagnostizierten Angstsyndroms zu einer der nachfolgenden Gruppen zu leisten:

1. Handelt es sich um eine angemessene, »normale« Angst im Sinne einer Alltagsangst?
2. Handelt es sich um ein Angstsyndrom bei einer körperlich begründbaren oder anderen psychiatrischen Erkrankung (»sekundäre« Angstsyndrome)?
3. Handelt es sich um eine Angsterkrankung im engeren Sinne (»primäre« Angstsyndrome)?

Bei Angstsyndromen im Rahmen von *körperlich begründbaren Krankheiten* handelt es sich oft um wenig typische Angstformen. Patienten mit solchen Angstsyndromen finden sich häufiger beim Hausarzt, Internisten und anderen Nicht-Nervenärzten. Die somatische Abklärung muß mit den Untersuchungsmethoden erfolgen, wie sie in der inneren Medizin, der Neurologie, der Laboratoriumsmedizin usw. üblich sind. Somatische Untersuchungen sollten allerdings nicht in der Vorgehensweise eines »Durchcheckens« erfolgen, sondern sollten gezielt und hypothesengeleitet erfolgen. Bei Angststörungen in Zusammenhang mit internistischen Grunderkrankungen ist es in der Regel nicht damit getan, nur die körperliche Grunderkrankung zu behandeln. Die Angstsyndrome bei diesen Patienten bedürfen immer einer zusätzlichen und spezifischen Angsttherapie.

Wenn einem Angstsyndrom eine *psychotische Krankheit* zugrunde liegt, so ist die Diagnostik i. allg. unproblematisch. Schwierigkeiten können allerdings entstehen, wenn es sich um ängstlich gefärbte, agitierte Depressionen handelt.

Bei *Angstsyndromen im engeren Sinn* handelt es sich um eigenständige Syndrome mit charakteristischer Symptomatik und typischem Verlauf. Bei der Diagnose handelt es sich letztlich um eine Ausschlußdiagnose. Für die Behandlung dieser Krankheitsbilder sind in den letzten Jahren beachtliche Fortschritte erzielt worden (s. Kap. 8).

6.9
Flußdiagramm zur Differentialdiagnostik und Differentialtherapie von Angstsyndromen

Die aufeinanderfolgenden Schritte des diagnostischen Prozesses lassen sich schematisch vereinfacht als Flußdiagramm (Entscheidungsbaum) darstellen. In der vorderen Umschlagklappe findet sich ein solches Flußdiagramm (kombiniert mit einer Darstellung der Entscheidungsschritte bei der Festlegung der Behandlungsstrategie).

Das Flußdiagramm kann nur der raschen Orientierung dienen und gibt in Kurzform (in der 1. Spalte) das schrittweise diagnostische Vorgehen wieder, enthält (in der 2. Spalte) die diagnostischen Begriffe und verweist in weiteren 3 Spalten auf die verschiedenen Therapiemöglichkeiten.

LITERATUR

Bech P (1993) Rating scales for psychopathology, health status and quality of life. Springer, Berlin Heidelberg New York Tokyo
Beck AT, Brown G, Epstein N, Steer RA (1988) An inventory for measuring clinical anxiety: psychometric properties. J Consult Clin Psychol 56:893–897
Collegium Internationale Psychiatriae Scalarum (CIPS) (1996) Internationale Skalen für Psychiatrie, 4. Aufl. Beltz, Weinheim Basel
Testzentrale des Berufsverbandes Deutscher Psychologen (1996) Testkatalog 1996/97. Hogrefe, Göttingen

KAPITEL 7

Klinik der Angstsyndrome

7.1
Angstsyndrome bei körperlichen und psychiatrischen Grunderkrankungen (sekundäre Angstsyndrome)

7.1.1
Herzangstsyndrome
(ICD-10 F 06.4, F 41 (.0–.9); Zusatzkodierung der somatischen Grunderkrankung s. unten)

Kurzbeschreibung: Herzangstsyndrome sind Ausdruck schwerer, oft lebensbedrohlicher Herzerkrankungen und belegen die Wechselwirkungen zwischen psychischen und körperlichen Angstfaktoren. Ihr Spektrum reicht vom Vernichtungsschmerz der koronaren Ischämie bis zur herzphobischen Todesangst. Bei der koronaren Herzerkrankung mit (instabiler) Angina pectoris oder Myokardinfarkt verstärken sich Angst und Schmerzsymptome und zugeordnete neurokardiologische Reflexmechanismen wechselseitig. Die hohe Frühmortalität beim Infarkt zeigt die Bedrohlichkeit der Erkrankung. Bei chronischer Herzinsuffizienz und akuter Dekompensation resultiert die Angst aus der schweren subjektiven Beeinträchtigung und Leistungsminderung (z. B. Lungenödem und Atemnot bei akuter Linksherzinsuffizienz). Eine schwere, oft zur Angst führende Belastung stellt die Wartezeit vor einer Herztransplantation dar. Herzarrhythmien werden häufig nicht wahrgenommen, manche Formen aber stark beängstigend erlebt. Implantierbare Defibrillatoren signalisieren dem Patienten (durch den Stromschlag der Kardioversion) den drohenden Tod besonders drastisch. Viele diagnostische Eingriffe und Herzoperationen sind dagegen in jüngster Zeit schon fast Routineverfahren ohne Extrembelastung geworden.

7.1.1.1
Die koronare Herzkrankheit

Das koronare Angstsyndrom (ICD-10 I20): Die koronare Mangeldurchblutung bei den vielfältigen Formen der koronaren Herzkrankheit (KHK) ist zwar durch das Leitsymptom des *pektanginösen Schmerzes* gekennzeichnet, dessen Ausprägung, Symptomatik, Dauer, Verlauf etc. jedoch stark von den zugrunde liegenden Bedingungen abhängt, (z. B. Ein- oder Mehrfachgefäßerkrankung, Stenosierungsgrad, stabile oder instabile Angina pectoris, beim Infarkt auch Lokalisation, Ausdehnung, zusätzliche Komplikationen). Alle diese Faktoren bestimmen das zugeordnete Angsterleben ebenso wie individuelle Persönlichkeitsmerkmale (»trait anxiety«). Darüber hinaus hängen Angsterleben und kardialer Schmerz bei Angina pectoris von der Bedrohlichkeit des akuten Zustands ab, so daß in den meisten Fällen ein Mischbild von Angst- und Schmerzsymptomen vorliegt. Bei einem nicht geringen Teil der Patienten löst die koronare Ischämie allerdings keinerlei Warnsymptome aus, so daß es zu dem bedrohlichen Zustand der asymptomatischen Angina pectoris oder des stummen Myokardinfarkts kommt.

Bei den rezidivierenden koronaren Durchblutungsstörungen tendieren Patienten mit sog. chronisch-stabiler Angina pectoris kaum zu Angstreaktionen, da bei stabiler Angina pectoris der Sauerstoffmangel belastungsabhängig auftritt und der pektanginöse Schmerz durch Vermeidung von Belastungen oder Nitratgabe verhindert oder beseitigt werden kann. Die instabile Angina pectoris dagegen, die gewissermaßen zwischen dem stabilen, belastungsabhängigen und kurzdauernden Koronarschmerz und dem Myokardinfarkt steht (weswegen auch vom Zwischensyndrom, dem »intermediate coronary syndrom« oder dem Präinfarktsyndrom gesprochen wird), stellt ein vom Patienten unvermeidbares Beschwerdebild dar, das auch spontan, in Ruhe oder nachts auftritt, wesentlich länger als bei der stabilen Form dauert, zuweilen sogar Stunden, und häufig begleitet ist von Herzrhythmusstörungen, Blutdruckänderungen, Schweißausbruch, verfallenem Aussehen und schwerem Krankheitsgefühl. Nitrate ändern diesen Zustand nicht oder nur unwesentlic h. Die Angst der instabilen Angina pectoris kommt daher häufig jener beim Myokardinfarkt nahe. Da sich die instabile Angina pectoris aus der stabilen Form entwickeln kann (Crescendo-Angina oder »changing pattern«), sind hier auch vom subjektiven Beschwerdebild her alle Übergangsformen möglich und es muß bei jedem Neuauftreten dieser Symptome eine entsprechende Diagnostik erfolgen.

Myokardinfarkt (ICD-10 I21,22): Beim Myokardinfarkt trägt die Charakteristik des subjektiven Leitsymptoms »Infarktschmerz« stark zur Art der Angstsymptomatik bei. Es handelt sich um einen plötzlich oder rasch einsetzenden, tief sitzenden, bedrohlichen und überwältigenden Brustschmerz, sehr treffend auch als »Vernichtungsschmerz« beschrieben. Der Infarktschmerz ist ein »viszeraler Schmerz«, der aufgrund der kardialen Nozizeption von eher unbestimmter Lokalisation, tief sitzend, hinter dem Brustbein oder zuweilen in der Rückengegend gelegen ist und mit Begriffen wie Druck, Beengung, Beklemmung, Krampf, Zusammenpressen, Brennen, Wundgefühl usw. beschrieben wird. Charakteristisch ist auch die Schmerzausstrahlung außerhalb der Herzregion in zugeordnete Myotome und Dermatome (z. B. Arm-, Hals-, Oberbauch-, Schulterblattschmerz). Dieser viszerale Schmerztyp bedingt auch die zwar vitalbedrohliche und überwältigende, dabei aber eher profuse Angst. Herz-Kreislauf-Symptome mit Schweißausbruch, Übelkeit, Schwäche, schweres Krankheitsgefühl und die unmittelbaren Herzleistungsstörungen (kardiogener Kreislaufschock, Kammerflimmern, Linksherzversagen und Lungenödem) sind dabei Anlaß zu weiterer Angsteskalation.

Im Verlauf eines akuten Myokardinfarkts scheinen Angst und Todesangst allerdings eher auf den unmittelbaren Krankheitsbeginn beschränkt. Die Angst ist meist um so stärker, je bedrohlicher der akute Zustand ist. Jene Patienten scheinen am meisten geängstigt, die dann später noch auf der Intensivstation versterben. Nicht selten stellt sich die Angst aber nicht offen oder gar mit panischer Todesangst dar, sondern sie wird vielfach nur indirekt, verdeckt sichtbar oder läßt sich am Ausdrucksverhalten des Patienten und bei gezielter Nachfrage erkennen. Dem akuten Angsterleben folgt oft eine Angstverdrängung, die später in ängstlich-depressive oder depressive Reaktionen mündet. Die technische Atmosphäre der Intensivstation ist dagegen für die meisten Patienten beruhigend und sicherheitsvermittelnd – entgegen gängigen Annahmen unter den Gesunden.

Die wichtigsten Risikofaktoren der koronaren Herzkrankheit (Rauchen, Bewegungsmangel, Übergewicht, Bluthochdruck, Diabetes etc.) sind heute eindeutig gesichert, andere Faktoren (z. B. entzündlicher Art) kommen möglicherweise noch hinzu. Einige dieser Risikofaktoren liegen gewissermaßen in der Hand des Patienten selbst. Oft behindern aber Verdrängungsmechanismen die Beseitigung des entsprechenden Risikoverhaltens. Angst vor den bekannten Spätfolgen veranlaßt die noch Gesunden aber kaum jemals zur Kontrolle der Risikofaktoren. Die Spätfolgen werden gerne verdrängt. Hilfreicher ist eine systematische Aufklärung. Die zur koronaren Herzkrankheit disponierenden psychischen Faktoren oder Persönlichkeitszüge stehen dagegen nach wie vor in Diskussion. Schon der Erstbeschreiber eines Angina-pectoris-Anfalls, Heberden (1772), stellte bei Infarktpatienten eine »unaufhörliche berufliche Tretmühle«, ein ständiges »sich Abrackern« fest. Die Patienten seien von großer geistiger und körperlicher Energie, beruflich ständig aktiv, sich fordernd und überfordernd. Auch eine Art »Symbolfigur der modernen Leistungsgesellschaft« wurde den Patienten angeheftet. Das Bild des vermuteten »Managertyps« oder »Erfolgstyps« wurde dann aber zurückgenommen zugunsten der Beschreibung eines »Sisyphustyps«, bei dem eher ambivalente Verhaltenstendenzen, angestrengtes Bemühen um schlecht definierte Ziele, ausgeprägtes Konkurrenzverhalten und übersteigertes Anerkennungsbedürfnis, oft auch ängstliche Anspannung und Nervosität vorlägen. Auch Alexithymie, eine Abwehr eigener emotionaler Bedürfnisse bei hoher Leistungsmotivation, wurde vermutet. Wie bei anderen Erkrankungen dürften aber auch bei der koronaren Herzerkrankung zwar gelegentlich die beschriebenen Persönlichkeitsmerkmale vorkommen, insgesamt scheinen aber doch heterogene Dispositionsfaktoren vorzuliegen. Eindeutig belegt ist dagegen, daß Patienten mit manifester Koronarerkrankung und Herzrhythmusstörungen unter schwerem psychischen Streß (z. B. Arbeitsplatz- und Partnerkonflikte) leichter in gefährliche ventrikuläre Arrhythmien geraten können.

7.1.1.2
Herzrhythmusstörungen und »Herzschrittmacher« (ICD-10 I 44–I 49)

Herzrhythmusstörungen sind vor allem dann bedrohlich, wenn sie die Hämodynamik schwer beeinträchtigen oder eine anderweitige schwere Herzfunktionsstörung (z. B. Kammerflimmern) ankündigen. Obwohl schwerwiegende und bedrohliche Arrhythmien (z. B. ventrikuläre Extrasystolen Grad IV und V nach Lown und Wolf) subjektiv eher wahrgenommen werden als irrelevante Arrhythmien (z. B. supraventrikuläre Extrasystolen beim jungen Menschen oder Sportler), ist die subjektive Wahrnehmbarkeit des Herzschlags von vielen zusätzlichen kardialen und extrakardialen Faktoren abhängig. Ähnlich wie bei der asymptomatischen Angina pectoris werden daher nicht selten auch schwerwiegende Arrhythmien vom Patienten selbst nicht bemerkt. Bedrohliche Arrhythmien sind häufig Symptom einer anderweitigen Herzerkrankung (Myokarditis, Kardiomyopathien, koronare Herzkrankheit etc.). Zwischen Arrhythmieform und zugeordnetem Angsterleben scheinen keine engen Beziehungen zu bestehen, was jedoch auch durch die Schwierigkeit der subjektiven Herzwahrnehmung als solcher bedingt sein dürfte. Als arrhythmiebezogene Mißempfindungen geben Patienten häufig ein herzbezogenes Angstgefühl, Palpitationen, Dyspnoe und/oder pektanginöse Beschwerden an. Bei gleichzeitiger hämodynamischer Insuffizienz kommt es auch zu Schwindelgefühl, Synkopen oder Adam-Stokes-Anfällen. Als den Inbegriff der akuten Todesbedrohung erleben Patienten das Einsetzen von Kammerflimmern. Die rasch einsetzende Bewußtlosigkeit und die damit verbundene zerebrale Hypoxie scheint allerdings – ähnlich wie bei generalisierten Krampfanfällen – einen »gnädigen Schleier« von Bewußtseins- und Erinnerungsverlust über das bedrohliche Ereignis zu legen. Manche Patienten berichten aus dieser Grenzsituation zwischen Leben und Tod eigentümliche, »dreamy-state-artige« Erlebnisse (auch Review- oder Panoramaphänomene genannt).

Mit Hilfe der *implantierten Herzschrittmacher* können heute viele, medikamentös nicht ausreichend beherrschbare Arrhythmieformen kontrolliert werden. Nahezu alle Patienten akzeptieren den Schrittmacher uneingeschränkt, zumal er sie von den früheren Schwindelattacken, Stürzen und Bewußtlosigkeiten befreit hat. Kritischer ist die Situation bei den implantierbaren Defibrillatoren, die Kammerflimmern oder sonstige bedrohlich schnelle Herztätigkeit (die einem mechanischen Herzstillstand gleichkommt) durch Elektroschock beheben. Der Patient erlebt dabei einerseits den Herzstillstand als akute Todesbedrohung, die abrupte Elektrostimulation zugleich als »Rettung in letzter Sekunde«. Daraus kann sich leicht eine ängstliche Erwartungshaltung und Angsteskalation entwickeln, die psychotherapeutischer Hilfe bedarf.

7.1.1.3
Herzinsuffizienz (ICD-10 I 50)

Bei *Herzinsuffizienz* bedingen fortgeschrittene Stadien (NYHA III) eine erhebliche Einschränkung der psychophysischen Leistungsfähigkeit, beim schwersten Ausprägungsgrad (NYHA IV) darüber hinaus schon in Ruhe andauernde Beschwerden und klinische Symptome. Diese verursachen einerseits eine mangelnde Blut- und Sauerstoffversorgung der Organe, insbesondere des Gehirns (»Vorwärtsversagen«), andererseits eine Druckerhöhung im vorgeschalteten Gefäßsystem (»Rückwärtsversagen«), worunter wiederum der Rückstau in die Lunge eine schon für sich bedrohliche Konsequenz für den Patienten bedeutet. Die vielfältigen Ursachen der Herzinsuffizienz (wie Myokarditis, Kardiomyopathien, KHK, Klappenstenosen und -Insuffizienz, Perikarderkrankungen, Rhythmusstörungen, Miterkrankungen des Herzens bei Hyperthyreose oder Diabetes etc.) bedingen dann oft noch zusätzliche Belastungen durch diagnostische Verfahren und Behandlungsprobleme. Bei der Linksherzinsuffizienz kommt es aufgrund des Asthma cardiale besonders im Liegen und nachts zu oft anfallsweiser Atemnot oder zum akuten Lungenödem, die der Patient als lebensbedrohlich und meist mit Todesangst erlebt. Die Rechtsherzinsuffizienz bedeutet demgegenüber eher eine langdauernde Belastung durch die vielfachen Organrückwirkungen im Niederdrucksystem. Akute Herzinsuffizienz bedeutet stets ein potentiell lebensbedrohliches und extrem ängstigendes Ereignis. Die Bedrohlichkeit der chronischen Herzinsuffizienz resultiert vor allem aus deren Progredienz und letztlich auch aus den eingeschränkten Behandlungsmöglichkeiten und einer verkürzten Lebenserwartung.

7.1.1.4
Mitralklappenprolapssyndrom
(ICD-10 I 34.1; andere Klappenstörungen ICD-10 I 05–I 09, I 34–I 39)

Das »*Mitralklappenprolapssyndrom (MKPS)*« wurde lange Zeit als ein Modell im Grenzbereich zwischen somatischer und psychischer Herzangst interpretiert. Der MKP ist eine anlagebedingte Variante der Mitralklappe zwischen Vorhof und Kammer des linken Herzens mit einer beeinträchtigten Ventilfunktion der Mitralklappen. Der Klappenschluß erfolgt nur randständig und nicht flächig. Die Mitralklappen können deswegen während des Blutauswurfs der linken Kammer in den linken Vorhof durchschlagen. Das Modellhafte des MKPS wurde darin gesehen, daß dabei auch gehäufte und teilweise sogar schwerwiegende Arrhythmien (höhere Grade nach Lown und Wolf) vorkommen. Daraus wurde gefolgert, daß diese Personen nicht nur gehäufte und teilweise ausgeprägtere Arrhythmien haben, sondern diese auch vermehrt wahrnehmen. Dadurch würde sich eine verstärkte »Herzaufmerksamkeit« und »Herzbewußtheit« entwickeln und die ängstliche Erwartungshaltung zu zunehmend angstbesetzter Arrhythmiewahrnehmung führen. Arrhythmien, »Herzfokussierung« und ängstliche Erwartung würden sich dann zu einem unangemessenen Herzangstsyndrom aufschaukeln. Sekundär könne sich dann Vermeidungs- und Schonverhalten entwickeln, das schließlich in die ängstlich-vermeidende Rückzugshaltung der Herzphobie führt. Das an sich plausible Modell konnte allerdings nicht bestätigt werden. Personen mit MKPS entwickeln nicht überzufällig häufig Herzphobie oder Paniksyndrom.

7.1.1.5
Herzphobie
(zu verschlüsseln unter ICD-10 F 41.0 – vgl. Abschn. 7.2.1.2)

Die *Herzphobie* stellt den Gegenpol zu den somatischen Herzangstsyndromen dar. Der Patient erlebt die Herzfunktion ähnlich bedroht wie bei einer Herzkrankheit. Anhaltspunkte für eine somatische Herzkrankheit lassen sich aber nicht auffinden. Die Herzphobie ist somit vor allem durch eine »angstbesetzte« Herzwahrnehmung charakterisiert.

Beim derzeitigen Kenntnisstand erscheint die Eliminierung des Syndroms der Herzphobie aus den psychiatrischen Klassifikationssystemen zumindest verfrüht. Die Herzphobie wird derzeit allenfalls noch als »Subtyp der Panikattacke« berücksichtigt. Dies ist auch insoweit erstaunlich, als andererseits die Beziehungen zwischen Paniksyndrom und Agoraphobie sehr genau differenziert werden.

Die Unterscheidung von Herzphobie und Paniksyndrom hat eine lange kardiologische (Da Costa 1871) und psychiatrische (Freud 1894) Tradition. Die Patienten erleben die Herzfunktion als bedroht, sie befürchten Herzinfarkt und Herzstillstand. Die Angstanfälle ähneln in ihrem Erscheinungsbild zwar den Panikattacken, sind aber durch die besondere »Herzfokussierung« herausgehoben. Der herzphobische Anfall tritt akut, ohne erkennbare situative Provokation auf. Die Herzangst überfällt den Patienten unvermittelt, in unverfänglichen Situationen, sogar aus Ruhe- oder Entspannungsbedingungen heraus. Leitsymptome sind Herzbeschwerden und herzzentrierte Angst. Dabei stehen Palpitationen, Tachykardien und Extrasystolen, die als Stolpern, Poltern, Rumpeln und Aussetzen erlebt werden, im Vordergrund. Auch Herzmißempfindungen, wie messerstichartige oder neuralgische Schmerzen, Drücken, Brennen, Hitzegefühl an der Herzspitze und an der linken Brustseite, kommen hinzu. Im akuten Anfall ist der Patient überzeugt, daran zu sterben. Praktisch immer entwickelt sich ein abnormes Herzbewußtsein mit übertriebener Pulskontrolle wie Pulsfühlen und Pulszählen und ständiges »sich der Herzfunktion vergewissern«. Andere vegetative Symptome, wie bei der Panikattacke (s. Abschn. 7.2.1) beschrieben, kommen vor. Im Krankheitsverlauf entwickeln die Patienten »agoraphobieähnliches« Vermeidungsverhalten, sie versuchen sich dauernder Hilfe zu vergewissern (z. B. ständige Erreichbarkeit oder Nähe eines Arztes). Beim Arzt selbst sind sie dann oft beschwerdefrei. Medizinische Untersuchungen werden aus dem gleichen Grund oft eher als beruhigend empfunden, so daß während der Untersuchungen (z. B. im Langzeit-EKG) kaum je ein Angstanfall zu registrieren ist. Das Vermeidungsverhalten der Patienten erstreckt sich oft auf die nächsten Angehörigen, denen sie ihren auf Vermeidung, Schonung und Rückzug bedachten Lebensstil aufzwingen, so daß sich ein »sanatoriumsartiges, phobisches Lebensklima« entwickeln kann. Oft unterwirft sich die Familie den zunehmenden Einschränkungen und Anforderungen des Patienten, der damit Symptomentlastung auf Kosten der Familie erkauft, aber auch sekundäre Krankheitsfixierung bewirkt.

Im Krankheitsbeginn stehen oft exzessive körperliche Belastungen, Strapazen, Infektionskrankheiten, Kaffee- und Nikotinabusus, gelegentlich auch »life events« wie Trennungsereignisse und Todesfälle in der Familie. Die Erstmanifestation liegt ähnlich wie beim Paniksyndrom im frühen Erwachsenenalter. Der langfristige Verlauf ist durch Rückfälle und hohe Beschwerdepersistenz charakterisiert. Auch die Herzphobie stellt unbehandelt oft eine lebenslange, mehr oder weniger schwer beeinträchtigende chronische Krankheit dar. Beschwerdelinderung im Alter ist möglich.

7.1.2
Andere Organangstsyndrome, Diagnostik-, Operations- und Behandlungsängste, Organphobien
(ICD-10 F 06.4; somatische Zusatzkodierung s. unten)

Kurzbeschreibung: Somatische Angstsyndrome begleiten fast alle akuten und bedrohlichen Organerkrankungen und Verletzungen im Thorax- und Bauchraum, aber auch der übrigen Körperregionen einschließlich des Skelett- und Bewegungs- und des peripheren Nerven- und Gefäßsystems. Unterschiedliche vegetative Begleitreaktionen prägen dabei häufig auch die zugeordneten Schmerz- und Angstsymptome. Bei diesen Angstsyndromen muß immer auch die Grundkrankheit behandelt werden.

Angst und ängstliche Vermeidung spielen auch bei belastenden diagnostischen Eingriffen und Operationen sowie bei manchen therapeutischen Maßnahmen eine Rolle. Durch Information, Aufklärung und entsprechende Vorbereitung können unnötige Ängste vermieden werden. Bei unüberwindbarer phobischer Angst sollte gezielte Verhaltenstherapie erfolgen.

Prothetische Versorgungen und technische Steuersysteme (s. S. 79) werden nur selten durch Angstverhalten blockiert.

Den Organangstsyndromen stehen als Gegenpol die Krankheitsphobien und hypochondrischen Befürchtungen gegenüber, unter denen z. B. die Dysmorphophobie nicht selten ein Problem für die plastische Chirurgie (unangemessenes Operationsverlangen) darstellt und die bei wahnhafter Fixierung auf eine psychotische Erkrankung hinweisen kann.

7.1.2.1
Angstsyndrome bei Thorax- und Abdominalerkrankungen
(ICD-10 J 10ff.; K 20/26ff.)

Schmerz und Angst sind obligate Warn- oder Alarmzeichen bei nahezu allen akuten und bedrohlichen Organerkrankungen, insbesondere im Thorax- und Abdominalbereich. Im Brustraum kann der »nichtkardiale Thoraxschmerz« (NKTS) bei Prozessen des Mediastinums eine ähnliche Schmerz-Angst-Symptomatik wie bei pektanginösen Zuständen hervorrufen. Akute Atemnot (z. B. bei Pneumothorax, Verlegung der Atemwege, schweren Pneumonien, Asthmaanfall) ist als lebensbedrohlicher Zustand ebenfalls mit starker Angst verbunden. Im Bauchraum stellen das »akute Abdomen« und insbesondere der »hochakute Bauchschmerz« (mit zusätzlichen Zeichen der Peritonitis und Schocksymptomen) meist lebensbedrohliche Erkrankungen dar, die rasches Eingreifen oder sofortige Operation erfordern. Diese Maßnahmen dürfen nicht durch zu langwierige diagnostische Prozeduren verzögert werden.

Der abdominelle Schmerz entspricht der eher diffusen Schmerzcharakteristik der »großen Körperhöhlen« und die damit verbundenen Angstsymptome signalisieren vor allem die lebensbedrohliche Erkrankung und haben eher geringe Organzentrierung. Außer den akuten Prozessen im Brust- und Bauchraum sind selbstverständlich auch vielfältige andere Organprozesse mit Angstsymptomen verbunden, insbesondere, wenn wegen der Malignität des Prozesses auch die Prognose unsicher oder gar infaust ist. Darüber hinaus führt jede schwere Organerkrankung zu sekundären Funktionseinschränkungen und Behinderungen, deren Rehabilitation durch Schonverhalten und Angstvermeidung behindert werden kann.

7.1.2.2
Diagnostik-, Operations- und Behandlungsängste

Besorgnisse und Ängste vor eingreifenden diagnostischen Maßnahmen (z. B. Bronchoskopie, Gastro- und Endoskopie, Knochenmark- und Lumbalpunktionen, Biopsien etc.) sind meist stärker ausgeprägt, als es dem Untersucher bewußt ist. Der Patient befindet sich hier – aus psychologischer Sicht – in einem »Annäherungs-Vermeidungs-Konflikt«, da er diese Eingriffe zwar wegen der Heilungsaussichten anstrebt und tolerieren will, sie andererseits wegen der damit verbundenen Belastungen und eines gewissen Risikos lieber vermeiden würde. Die Ablehnung solcher Untersuchungen aus Angst ist aber die Ausnahme. In solchen Fällen muß geklärt werden, ob eine phobische Angst zugrunde liegt. Diese muß dann gezielt verhaltenstherapeutisch angegangen werden. Im übrigen haben jedoch Aufklärungsgespräche und die in neuerer Zeit verfügbaren ausgezeichneten Informationsschriften zu diagnostischen Eingriffen und Operationen viel zur Akzeptanz und Vermeidung unnötiger Ängste beim Patienten beigetragen. Auch die Eingriffe und Operationsmethoden selbst haben gerade in den letzten beiden Jahrzehnten so umwälzende Neuerungen erfahren

(z. B. bildgebende Verfahren, zielgesteuerte Operationsmethoden), daß frühere, eingreifendere Methoden entweder überhaupt überflüssig oder sehr viel schonender oder gänzlich risikofrei geworden sind. Auch bei der Operationsvorbereitung muß die Aufklärung des Patienten so erfolgen, daß er gründlich informiert, jedoch nicht unnötig beunruhigt wird. Dazu gehört heute die Berücksichtigung psychischer und pharmakologischer Aspekte. Unbestritten ist, daß manche Eingriffe trotz perfektionierter Operationstechniken ein höheres Risiko haben (z. B. Eingriffe am offenen Herzen mit Verwendung der Herz-Lungen-Maschine gegenüber solchen am nicht eröffneten Herzen). In den Herzoperationszentren sind indessen sogar die Herztransplantationen schon fast Routineoperationen mit hoher technischer und organisatorischer Perfektion geworden. Frühere Komplikationen, wie z. B. das Postkardiotomiesyndrom oder eine Postkardiotomiepsychose, in der sich psychische und neuropsychologische Faktoren wechselseitig verstärken und Angstfaktoren eine nicht geringe Rolle spielen, sind heute die Ausnahme.

Technische Steuersysteme: Die heute eingesetzten technischen Steuersysteme (z. B. Insulinpumpe, programmierbare Opiatpumpe, Heimdialyse, Herzschrittmacher) und prothetischen Versorgungen (z. B. Endoprothesen, Klappenersatz, Stent, sensorische Verstärker) finden bei den Betroffenen große Akzeptanz und werden kaum jemals aus Angst vor Komplikationen abgelehnt. Auch die oft notwendigen hohen Anforderungen an die eigene Mitarbeit (z. B. gehäufte Blutzuckerselbstbestimmungen, Anuspraeter-Pflege) werden nur selten durch Angstverhalten blockiert. Falls solchen Behandlungen tatsächlich phobisches Verhalten im Wege steht, sollte wiederum problembezogene Verhaltenstherapie eingesetzt werden.

7.1.2.3
Krankheits- und Organphobien (ICD-10 F 40.2, F 40.8/9)

Den somatischen Organangstsyndromen stehen (ähnlich wie den somatischen Herzangstsyndromen) die Krankheits- oder Organphobien gegenüber, d. h. unangemessene Krankheitsängste. Die Patienten sind überzeugt, an einer bekannten und gefährlichen Krankheit zu leiden (z. B. Luophobie, Aids-Phobie, Karzinophobie). Eine besondere Ängstlichkeit gegenüber Verletzungsereignissen ist die »Nadel«- oder »Injektionsphobie«, die gelegentlich einer notwendigen Behandlung im Wege steht. Als Variante einer

Verletzungsphobie wurde früher die »Metzgerphobie« beschrieben, bei der die Ohnmacht nach Bagatellverletzungen oder beim Anblick von Blut in einer auffälligen Diskrepanz zur beruflichen Tätigkeit stand. Schon im vorigen Jahrhundert wurde die Unfallphobie beschrieben, die sich gelegentlich bei Verletzten oder Verkehrsunfallopfern entwickelt, so daß das Verkehrsmittel, der Unfallort oder Symbole des Unfallereignisses mit starker Angst erlebt und gemieden werden. Die Betroffenen setzen sich dann beispielsweise nicht mehr in ihr Auto oder machen große Umwege um den Unfallort.

Die »Dysmorphophobie« – nach ICD-10 den hypochondrischen Störungen zugeordnet – ist eine überwertige Besorgtheit um die psychophysische Integrität, mit der bestimmte Aspekte des körperlichen Aussehens als entstellend erlebt und oft mit dem kaum beeinflußbaren Wunsch nach operativer Korrektur verknüpft werden. Es handelt sich meist um Körperregionen, denen besondere kommunikative Bedeutung zugemessen wird (Gesicht, Erscheinungsbild, sekundäre Geschlechtsmerkmale). Die Betroffenen sind in übertriebener Weise über Form und Größe von Nase, Ohr, Kinnpartie, bei Frauen von Busen, Fettverteilung usw. besorgt und wollen beim Arzt für plastische Chirurgie trotz der für andere nicht nachvollziehbaren »Deformität« unbedingt eine kosmetische Korrektur durchsetzen. Schwere Formen der Dysmorphophobie allerdings sind meist auf eine psychotische Erkrankung zurückzuführen.

Körperschemastörungen, bei denen die Angstkomponente in der Selbstwahrnehmung eine nicht geringe Rolle spielt, werden bei Anorexie und Bulimie diskutiert.

Hypochondrische Befürchtungen (ICD-10 F 45.2) ohne belastende Angst stellen demgegenüber eher diffuse Organmißempfindungen und Krankheitsgrübeleien dar und sind insoweit von den Organphobien im strengen Sinne abzugrenzen.

7.1.3
Endokrine und metabolische Angstsyndrome
(ICD-10 F 06.4; somatische Zusatzkodierung s. unten)

Kurzbeschreibung: Ängstliche Erregung oder ängstlich-depressive Mischbilder kommen bei metabolischen und endokrinen Erkrankungen vor, insbesondere als Folge gegenregulatorischer oder abnormer Katecholaminausschüttung.

Ängstlich gefärbte psychovegetative Symptome können bei einem gut eingestellten insulinpflichtigen Diabetes für den Patienten selbst ein Warnsymptom zur Früherkennung einer Hypoglykämie sein. Bei einer Hyperthyreose kann es zu persistierenden, auch nachts nicht abklingenden ängstlichen Unruhezuständen und psychomotorischer Erregung kommen. Die Überfunktion anderer Hormonsysteme, wie des Nebennierenmarks (Phäochromozytom) und der Nebennierenrinde (M. Cushing), führen ebenfalls nicht selten zu Angst oder ängstlichen Depressionen.

7.1.3.1
Hypoglykämieangst (ICD-10 E 10)

Hypoglykämische Warnsymptome und »Hypoglykämieangst«: Die »normnahe« Blutzuckereinstellung beim Diabetes gilt (neben anderen Zielgrößen) als eines der wesentlichsten Therapieziele, um die gravierenden Spätfolgen des Diabetes zu vermeiden. Beim insulinpflichtigen Diabetiker – insbesondere bei jenen insulinpflichtigen Diabetikern, deren Stoffwechsellage gut kontrolliert ist bzw. die »scharf eingestellt« sind – konkurriert dieses Therapieziel aber häufig mit dem Auftreten von Hypoglykämien. Glücklicherweise kann der Patient selbst eine drohende Hypoglykämie normalerweise durch die hypoglykämischen »Warnsymptome« rechtzeitig erkennen, Gegenmaßnahmen ergreifen (Glukose zuführen) und der Gefahr des hypoglykämischen Komas begegnen. Die hypoglykämischen Warnsymptome kommen vor allem durch die gegenregulatorische Katecholaminausschüttung zustande. Bemerkenswerterweise haben diese Gegenregulationssymptome (die nicht mit den glykopenischen, vorwiegend neuropsychologischen Defizitsymptomen gleichzusetzen sind) große

Ähnlichkeit zu den psychischen und körperlichen Symptomen des Angstsyndroms, wie es auch bei Panikattacke oder Hyperthyreose vorkommt. Das sind einerseits ängstliche Unruhe, Reizbarkeit, Verfremdungsgefühle im Sinne leichter Derealisations- oder Depersonalisationssymptome und andererseits die charakteristischen vegetativen Beschwerden mit Herzklopfen, Schwitzen, Zittern, Muskelschwäche usw. (vgl. Tabelle 7.1). Der insulinbehandelte Diabetiker muß die hypoglykämischen Warnsymptome daher genau beachten und richtig einzuordnen wissen. Wegen der Ähnlichkeit dieser Warnsymptome mit psychovegetativen Angstsymptomen kann diese Einschätzung sowohl durch Überängstlichkeit wie umgekehrt auch durch zu geringe Katecholaminausschüttung bei Hypoglykämien beeinträchtigt sein. Bei Nichtbeachtung der Warnsymptome kann der Patient ins hypoglykämische Koma geraten; bei Überängstlichkeit begegnet er jedoch schon vermeintlichen Unterzuckerungen mit vorschneller Glukosezufuhr, was wiederum die Diabeteseinstellung gefährdet. Die »Hypoglykämieangst« und ihre psychovegetativen Symptome sind daher ein typisches »körperinternes« Warnsignal und zugleich ein wichtiges Beispiel für endokrin-metabolische Angstfaktoren. Von großem theoretischem Interesse ist dabei der sog. hypoglykämische Wahrnehmungsverlust, als dessen Ursache sowohl sympathische Innervationsstörungen des Nebennierenmarks wie auch eine Beeinträchtigung der hypothalamischen Glukoserezeptoren in Frage kommen.

Tabelle 7.1. Adrenerge und neuroglykopenische Symptome bei Unterzucker (vgl. vegetative Symptome bei Panikattacken)

Adrenerge Symptome (»Gegenregulationssymptome«)	Neuroglykopenische Symptome (»Zuckermangelsymptome«)
Angst, nächtliche Alpträume	Konzentrationsminderung
Unruhe, Reizbarkeit	Kopfschmerz
Zittern	Müdigkeits- und Schwächegefühl
Schwitzen	Verschwommensehen
Herzklopfen (Palpitationen)	Schläfrigkeit
Mißempfindungen	Zunehmende Bewußtseinsstörung
Derealisationsgefühl	Schwere neurologische Störungen

7.1.3.2
Hyperthyreotes Angstsyndrom (ICD-10 E 05)

Lang anhaltende ängstliche Erregung und Unruhe, verbunden mit ausgeprägten vegetativen Symptomen (Tachykardie, Schwitzen, Schwächegefühl) gelten als charakteristisches subjektives Beschwerdebild der Hyperthyreose, die damit starke Ähnlichkeiten zum psychovegetativen Beschwerdebild des Paniksyndroms aufweist. Einfache Unterscheidungskriterien zwischen Paniksyndrom und Herzphobie gegenüber der Hyperthyreose sind die Nachtabsenkung der beschleunigten Herzfrequenz bei den primären Angstsyndromen und die auch nachts persistierende Tachykardie bei Hyperthyreose. Außer durch die ständig angespannte Ruhelosigkeit und das hektische Verhalten fallen Hyperthyreosepatienten auch durch Konzentrationsstörungen, leichte Ablenkbarkeit, Überempfindlichkeit, Ungeduld und geringe Belastungsfähigkeit auf. Sie sind oberflächlich kooperativ, in der therapeutischen Mitarbeit aber meist inkonsequent. Bei Patienten mit primären Angstsyndromen dominiert dagegen oft ein stark appellatives Verhalten. Die Ursachen der angstauslösenden Mechanismen bei Hyperthyreose sind noch weitgehend unbekannt.

Ängstliche Erregung und vegetative Aktivierung dürften teils durch die Überschwemmung des Organismus mit Schilddrüsenhormon (insbesondere dem freien, nicht eiweißgebundenen Anteil), teils durch die Katecholaminausschüttung und deren Effekte auf Stoffwechsel und unterschiedlichste Organsysteme bedingt sein.

7.1.3.3
Phäochromozytom (ICD-10 E 27.5)

Beim Phäochromozytom, dem hormonaktiven Tumor des Nebennierenmarks, steht primär die exzessive Blutdruckerhöhung im Vordergrund; bei einer daraus entstehenden hypertonen Enzephalopathie kommt es auch zu Hirnleistungsstörungen. Da die Grenzstrangganglien ein entwicklungsgeschichtliches Homolog des Nebennierenmarks sind, können auch hormonaktive Tumore der sympathischen Ganglien (z. B. Sympathogoniome) zu ähnlichen klinischen Erscheinungsbildern führen. Neben dem Leitsymptom der – meist anfallsweisen – Blutdruckerhöhung und anderen kardiovaskulären Regulationsstörungen sind beim Phäochromozytom auch Angstsymptome weitgehend obligat. Deswegen ist das Phäochromozytom eine wichtige, wenn auch seltene Differentialdiagnose gegenüber dem Paniksyndrom. Die Angstsymptome bei einer hypertensiven Krise können (mit Ausnahme des oft heftigen Kopfschmerzes) ebenfalls einer Panikattacke ähneln. Im Gegensatz zur Panikattacke führt die Hochdruckkrise häufig zu ernsthaften Komplikationen wie Synkopen, Bewußtseinsstörungen oder zerebralem Krampfanfall. Im Frühstadium eines Phäochromozytoms kann die Verkennung der Symptomatik als Panikattacke mit ein Grund für die häufig verzögerte Diagnosestellung sein.

7.1.3.4
Cushing-Syndrom (ICD-10 E 24)

Beim Cushing-Syndrom mit mehr oder weniger exzessiven Erhöhungen des Blutplasmaspiegels von Kortisol oder nach therapeutisch verabreichten hohen Dosen von Glukokortikoiden dominieren als subjektive Beeinträchtigungen in erster Linie Affektlabilität, Depressivität, dysphorisch gereiztes Verhalten oder ängstlich-depressive Mischbilder. Gelegentlich sind allerdings auch Panikattacken sowie auffällige Derealisations- und Depersonalisationsphänomene zu beobachten. Sekundäre Ängste entstehen beim Cushing-Syndrom durch die oft entstellenden körperlichen Veränderungen und die obligaten Sexualstörungen, die das Selbstwertgefühl schwer beeinträchtigen und Rückzugsverhalten begünstigen.

Eine zentralnervöse Störung der Streßhormonachse, verbunden mit peripherem Hyperkortisolismus, ist auch eine der häufigen neuroendokrinen Veränderungen bei Major-Depression. Umgekehrt scheint nach jüngsten Befunden die Hypothalamus-Hypophysen-Nebennierenrinden-Achse bei Angstattacken jedoch nicht aktiviert zu werden, möglicherweise wird diese im Angstanfall sogar durch ANH (atriales natriuretisches Hormon) gehemmt.

7.1.4
Angstsyndrome bei toxischen Einflüssen
(ICD-10 F 18; somatische Zusatzkodierung s. unten)

Kurzbeschreibung: Angstsymptome bei Substanzmißbrauch kommen in verschiedenen Stadien der Abhängigkeitsentwicklung vor, insbesondere bei akuter Intoxikation, Entzug und Entzugsdelir sowie gelegentlich bei paradoxen Substanzreaktionen. Besonders häufig tritt Angst bei toxisch bedingten Psychosen auf, etwa bei Wahrnehmungsstörungen durch Halluzinogene und beim sog. »Horrortrip«.

Substanzmißbrauch ist manchmal Folge falscher Angstbewältigungsversuche (z. B. bei primären Angstsyndromen oder Drogenkonsum Jugendlicher). Angst und ängstlich-depressive Reaktionen können Folge von Medikamentenunverträglichkeit oder Überdosierung sein (z. B. Psychopharmaka und Antibiotika). Eine gemeinsame (genetische) Disposition für Angst- und Abhängigkeitserkrankungen ist nicht hinreichend gesichert.

7.1.4.1
Mißbrauch, Abhängigkeit, Entzug
(ICD-10 F 10–19, 10 F 14, F 18 oder F 06.4)

Angstsymptome sind häufig Teil der toxisch bedingten psychopathologischen Symptomatik bei Substanzmißbrauch. Diese substanzinduzierten Syndrome sind i. allg. stadien- und dosisabhängig und stellen insoweit unspezifische psychophysische Reaktionsformen der toxischen Substanzeinwirkung und/oder Abhängigkeitsentwicklung dar (z. B. Intoxikation, Entzug, Folgeschäden). Hinzuzurechnen sind die gelegentlichen, individuell bedingten, paradoxen Reaktionen.

Die ICD-10 unterscheidet die üblichen Mißbrauchsubstanzen (Alkohol, Opioide, Cannabinoide, Sedativa und Hypnotika, Kokain, andere Stimulanzien, Halluzinogene etc.). Bei den substanzinduzierten psychopathologischen Erscheinungsbildern werden die Syndrome jedoch einheitlich für alle Substanzen (akute Intoxikation, Entzugssyndrome, psychotische Störung etc.) zusammengefaßt. Bei einigen Mißbrauchsubstanzen treten allerdings auch substanztypische psychopathologische Symptome (z. B. Wahrnehmungsstörungen bei Halluzinogenen) auf. Bei diesen toxischen

Syndromen sind dann relativ gut abgrenzbare Symptommuster zu beobachten, die mitunter auch mit typischen Angstsymptomen (z. B. dem sog.
»Horrortrip«) einhergehen. Unterschiede in Hinblick auf Angst und die
sonstige toxisch bedingte Psychopathologie bestehen auch bezüglich der
psychischen und/oder körperlichen Abhängigkeit und im Abhängigkeits-
verhalten der Betroffenen. Substanzen mit *psychischer* Abhängigkeit sind
z. B. solche vom Kokain- und Halluzinogentyp, starke *körperliche* Abhängigkeit besteht dagegen beim Morphin-, Barbiturat- und Alkoholtyp. Beim
Entzug von Substanzen mit körperlicher Abhängigkeit ist auch mit massiven körperlichen Entzugssymptomen zu rechnen. Diese können teilweise
den psychovegetativen Angstsymptomen ähneln. Darüber hinaus spielt bei
Entzug und Entzugsdelir von Substanzen mit körperlicher Abhängigkeit
auch eine wechselseitige Angstverstärkung zwischen subjektiven und körperlichen Angstsymptomen eine Rolle.

7.1.4.2
Alkoholmißbrauch (ICD-10 F 10(.0–.9))

Beim *Alkoholismus* spielt Angst vor allem bei Entzug und Delir, bei Alkoholhalluzinose, zuweilen auch bei den alkoholbedingten Persönlichkeitsveränderungen eine Rolle. Das *Entzugssyndrom* bei Alkoholabhängigen ist
durch psychische und körperliche Entzugssymptome charakterisiert. Im
Rahmen der Symptomatik mit vermehrter Reizbarkeit, mit vegetativen,
neurologischen und neuropsychologischen Symptomen sowie halluzinatorischen Wahrnehmungen bestehen meist auch ängstliche Gestimmtheit
oder angstvolle Unruhe. Subtypen des Entzugssyndroms sind solche mit
vorwiegend vegetativer, motorischer oder halluzinatorischer Symptomatik, wobei möglicherweise vorwiegend noradrenerge, glutaminerge oder
dopaminerge Stimulation eine Rolle spielt.

Das *Alkoholdelir (Delirium tremens)* wird auch als »stärkste Ausprägung des Alkoholentzugssyndroms« aufgefaßt. Neben den intensiven psychophysischen und vegetativen Entzugssymptomen bestehen zusätzlich
Orientierungs- und Bewußtseinsstörungen, ausgeprägte psychomotorische Unruhe sowie die bekannten Wahrnehmungsstörungen wie illusionä-
re Verkennungen und oft visuelle Halluzinationen (»weiße Mäuse«; im
Amerikanischen »pink elefants«). Außerdem kommt es zu raschen Stim-
mungsschwankungen (schneller, oft unvermittelter Wechsel zwischen Euphorie und heftiger Angst). Das Delir stellt infolge einer Letalität von

15–30 % (ohne Behandlung) und von etwa 1 % (trotz Behandlung) eine durchaus bedrohliche Komplikation dar. Die eher seltene, *chronische Alkoholhalluzinose* mit meist bedrohlichen akustischen Halluzinationen und/oder Wahnerleben ist ebenfalls fast immer von ängstlich-depressiver Stimmung begleitet, die sich bis zur Panik ausweiten kann. Die Suizidgefahr ist oft erhöht.

Patienten mit *alkoholbedingten Persönlichkeitsveränderungen* bei langdauerndem Alkoholmißbrauch neigen zu hypochondrischen und phobischen Befürchtungen sowie zu ängstlich-depressiven oder hysterischen Reaktionsweisen. Umgekehrt führen die alkoholischen Folgeschäden, insbesondere am Gehirn (alkoholische Enzephalopathie), zu mehr oder weniger schweren neuropsychologischen Defiziten und zur Entdifferenzierung der Persönlichkeit, wodurch die Angstsymptomatik nachläßt. Beim Korsakow-Wernicke-Syndrom kommt es zu schweren Gedächtnisstörungen. Vermutlich aufgrund der engen Beziehung zwischen Angst und Gedächtnisfunktionen spielen Angstsymptome dann eine eher geringe Rolle. Die Folgen des Alkoholismus verlagern sich häufig auf die Umgebung. Es sind dann oft die Angehörigen, vor allem die Kinder von Alkoholikern, bei denen es neben schulischen und anderen konkreten Problemen auch zu vermehrten Angstreaktionen und Verhaltensauffälligkeiten kommt.

7.1.4.3
Drogenmißbrauch (CD-10 F 11–F 16(.0–.9))

Bei *Drogenmißbrauch* (z. B. Cannabis, Kokain, Halluzinogene, Amphetamine und andere Stimulanzien) spielt Angst, oft schon nach kurzdauerndem Gebrauch, vor allem aber bei akuten Intoxikationen, eine große Rolle. Zwischen der Schwere der Intoxikation und der applizierten Dosis besteht meist ein enger Zusammenhang. Bei bestimmten Vorerkrankungen (z. B. Nieren- oder Leberinsuffizienz) können schon geringe Drogendosen zu toxischen Zustandsbildern führen. Auch unerwartete Reaktionen, z. B. Erregungszustände bei Cannabis oder depressiv-regressive Reaktionen bei Halluzinogenen, kommen vor. Bei *Kokain* finden sich im Intoxikationsstadium oft Angstsymptome, depressive Verstimmung, Schuldgefühle und Suizidgedanken. In den vorangehenden Stadien sind die Patienten eher durch Euphorie und Antriebssteigerung auffällig und berichten über akustische Halluzinationen. Bei *LSD (Lysergsäurediäthylamid)* tritt Angst schon im Initialstadium der Substanzwirkung mit innerer Unruhe, vegetativen Symptomen, Herzklopfen und Schwindel auf, während in der ausgeprägten Rauschphase Sinnestäuschungen und Wahrnehmungsverzerrungen vorherrschen. Bei *Cannabis (Tetrahydrocannabinol; THC)* ist gelegentlich dissoziiertes emotionales Erleben mit angenehmer, euphorischer Gestimmtheit und gleichzeitig Angst und Schuldgefühlen zu beobachten.

Der sog. *Horrortrip (»Angstreise«),* der als atypische Drogenwirkung bei Halluzinogenen (z. B. LSD, Meskalin, Psilocybin) und »Designerdrogen«, wie PCP (Phencyclidin, »Angel dust«), DMT (Dimethyltryptamin), DOM (Dimethoxymethylamphetamin) oder Ecstasy vorkommt, wird von Angst und Panik bestimmt. Bei LSD ist dieser atypische Rauschverlauf durch Panik und Todesangst, psychomotorische Unruhe, gleichzeitige Niedergeschlagenheit und depressive Stimmung bestimmt. Die Betroffenen schildern den Zustand als das »Grauen schlechthin«; oft bestehen auch Suizidtendenzen. Gewisse Ähnlichkeiten bestehen zu den Begleitsymptomen der Panikattacke, etwa zur Angst, »verrückt zu werden, durchzudrehen« und zu Derealisationen und Depersonalisationen. Bei den »Designerdrogen« erfolgt das Umschlagen des typischen Rauscherlebens in den Horrortrip offenbar besonders abrupt. Bei etwa jedem dritten Patienten mit einem Horrortrip sind auch paranoid-halluzinatorische Symptome festzustellen. Der Horrortrip ist oft Anlaß, auf andere Drogen (insbesondere Opiate und Alkohol) »umzusteigen«. Besonders bei chronischem LSD- oder kombiniertem Cannabis- und LSD-Konsum kommt es gelegentlich auch zu psychotischen Episoden sowie zu den sog. »flash backs« (Nachrausch- oder Echopsychosen), die ohne aktuelle Drogeneinnahme auftreten. Auch hier spielen Angstsymptome eine zentrale Rolle. Bei diesen Patienten muß geprüft werden, ob nicht primär eine schizophrene Grunderkrankung vorliegt, bei der Angstsymptome in Abhängigkeit von der paranoid-halluzinatorischen Symptomatik etwa in gleicher Häufigkeit wie bei den drogeninduzierten Psychosen vorkommen. Der *Entzug* bei Halluzinogenen ist durch die psychische Abhängigkeitsentwicklung bestimmt, so daß als Entzugserscheinungen vor allem Angst, Depressivität, Suizidgedanken und psychomotorische Unruhe auftreten. Dadurch wächst dann oft der Drang, erneut Drogen einzunehmen.

Bei der Abhängigkeit vom *Morphin- und Barbiturattyp* sind die Entzugserscheinungen, ähnlich wie beim Alkoholismus, vor allem durch körperliche Symptome geprägt. Aber auch Angstsymptome können beim Entzug auftreten. Bei diesen Patienten ist zu berücksichtigen, daß sie womöglich Morphin und Barbiturate wegen vorbestehender Schmerz-, Angst- und Unruhesymptomatik eingenommen haben. Wenn Morphinderivate die Ursache psychopathologischer Symptomatik sind, sollte man sorgfältig klären, ob diese Präparate ärztlich verordnet worden waren oder ob Mißbrauch vorliegt. In der Schmerztherapie (z. B. beim chronischen Krebsschmerz) besteht keine toxische Steigerungsgrenze. (Morphin wird gewissermaßen gegen den Schmerz titriert. Vorsicht ist allerdings geboten, wenn gleichzeitig andere Schmerztherapien angewandt werden, z. B. weitere Analgetika, Elektrostimulationsverfahren etc.) Jeder medizinisch nicht begründete Morphinkonsum ist dagegen Mißbrauchsverhalten.

Bei den verschiedenen *Medikamentenabhängigkeiten* spielt Angst bezüglich Intoxikation, Entzug und paradoxen Reaktionen eine ähnliche, wenn oft auch weniger ausgeprägte Rolle. Die Schmerz-, Beruhigungs- und Schlafmittelabhängigkeiten (insbesondere Kopfschmerzmittel und Benzodiazepine) wurden wegen ihrer weniger ins Auge fallenden, sozial kaum irritierenden Formen auch als die »rezeptierte, stille, weiße, vornehme Sucht« bezeichnet. Ähnlich wie die Schmerzkranken in Hinblick auf die Morphinbehandlung scheinen diese »stillen« Patienten gegenüber der spektakulären Drogen- und Alkoholszene eher einem medizinischen und gesellschaftlichen Neglekt zu unterliegen. Allerdings sind es möglicherweise gerade diese Patienten, bei denen Angstsymptome und pathogenetische Angstfaktoren für den Mißbrauchsbeginn von Bedeutung sind. Gerade Benzodiazepine wirken ja stark angstlösend. Bei Benzodiazepinmißbrauch entwickelt sich allerdings ein Circulus vitiosus mit Nachlassen der gewünschten (angsthemmenden) und Zunahme der unerwünschten (wieder angstverstärkenden) Wirkungen.

7.1.5
Zerebrale Angstsyndrome
(ICD-10 F 06.4; somatische Zusatzkodierung s. unten)

Kurzbeschreibung: Angst kann als Symptom verschiedener zerebraler Prozesse auftreten. Eine besondere Rolle spielen Angstsymptome bei Patienten mit Anfallskrankheiten. Angst im Zusammenhang mit epileptischen Anfällen hat keine perzeptiven oder kognitiven Auslöser, sondern stellt – wie jedes andere komplexe Anfallsmuster – ein Symptom dieses Anfalls dar. Die Angstkomponente kann sich auf einzelne Verlaufsabschnitte eines Anfalls beschränken oder das gesamte Anfallsgeschehen beherrschen (epileptischer Angstanfall). Angst wird vorwiegend bei Auren oder komplex-fokalen Anfällen beobachtet. Angst kommt auch anfallsintervallär in episodischen Verstimmungszuständen und epileptischen Psychosen vor. Reaktive Angstzustände und Angstvermeidungsverhalten spielen außerdem bei den oft erheblichen psychosozialen Belastungen durch ein Anfallsleiden eine Rolle.

7.1.5.1
Epileptische Angstanfälle (ICD-10 G 40.0–G 40.9)

Angst kann vor, während und nach einem epileptischen Anfall auftreten und bestimmt gelegentlich das gesamte Anfallsbild. Angstsymptome sind dabei auf die Anfälle oder Anfallsabschnitte ohne stärkere Bewußtseinstrübung beschränkt. Generalisierten Krampfanfällen kann eine subjektiv als sehr quälend erlebte Angstaura vorausgehen; oft führt dann aber der beim Grand mal sofort einsetzende Bewußtseinsverlust zu einer retrograden Amnesie, so daß sich die Patienten dann weder an die Schrecknisse des Anfallsablaufes selbst noch an die initiale Aura erinnern können. Dies dürfte auch der Grund dafür sein, daß Patienten bei Anfällen mit Bewußtseinsstörung ihre Erkrankung gewissermaßen nur »im Spiegel der Umwelt« erleben, die Entwicklung einer Angst vor den Anfällen (analog zur Entwicklung der »Angst vor der Angst« bei Panikanfällen) jedoch nur bei jenen Patienten auftritt, die ihre Anfälle bewußt erleben.

Auren und komplex-fokale Anfälle sind die Anfallsformen, bei denen Angstsymptome am häufigsten beobachtet werden. Die Aura läßt sich dabei als eher unstrukturiertes, elementarsensorischen Wahrnehmungen nahestehendes, der komplex-fokale Anfall (insbesondere in Form der Dreamy-states) als eher komplexes oder szenisches, emotionales Erleben verstehen. Beim Dreamy-state ist das Angsterleben häufig auch mit eigentümlichem Verfremdungs- und Bedrohungserleben oder umgekehrt mit Übervertrautheit verbunden (Déjà vu, Jamais vu).

Bei den Angstauren scheint das Angsterleben nicht selten in direkter Beziehung zu deren bedrohlichen Wahrnehmungsphänomenen zu stehen. So kann eine visuelle Aura mit farbigen und bewegten Photismen vom Erstaunen in zunehmende Angst münden. Bei vestibulären Auren sind räumlicher Orientierungsverlust und das Gefühl des Hinabstürzens oft mit Panik verbunden. Bei akustischen Auren können die charakteristischen eigentümlichen Geräuschwahrnehmungen mit Angst einhergehen. Bei den Auren mit körperlichen Mißempfindungen sind vor allem die sog. epigastrischen, abdominellen oder kardialen Mißempfindungen angstauslösend. Anfälle, die mit einem Herzangstsyndrom einhergehen, sind meist mit exzessiver Tachykardie oder mit Arrhythmien und hypotoner Regulationsstörung gekoppelt. Kardiale und vegetative Anfälle sind klinisch häufig nicht von herzphobischen Anfällen abzugrenzen.

Unmittelbar verständlich erscheint das Angsterleben bei den halluzinatorischen Erlebnissen der Dreamy-states mit ihren bildhaften und szenischen Abläufen, bei denen nur selten angenehme oder gar freudige Gestimmtheit vorkommen, sondern zumeist die Erlebnisqualität des Fremdartigen, Bedrohlichen oder Unheimlichen vorherrscht. Auch die Figuren und Szenen der Dreamy-states erscheinen fast immer unwirklich und bizarr, von musealem oder theatralischem Charakter, in eigentümlichen Farben und Bewegungen, gelegentlich als starre, überlebensgroße Bilder. Epileptische Angstanfälle zeigen häufig keine anfallstypischen Abläufe im Oberflächen-EEG. Paroxysmale Entladungen lassen sich dann meist nur mit Tiefenelektrodenableitungen (Stereo-EEG) nachweisen. Topographisch sind häufig mediobasale Strukturen des Schläfenlappens am Anfallsgeschehen beteiligt (Abb. 7.1).

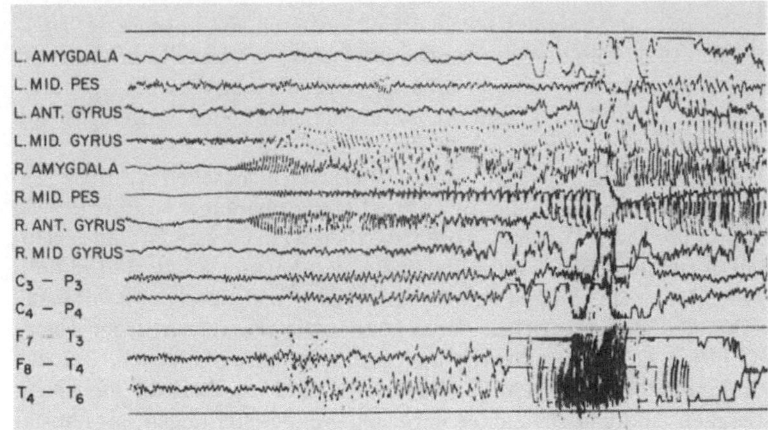

Abb. 7.1. Registrierung einer Angstaura, beginnend mit Anfallsaktivität im rechten Mandelkern, während einer Tiefenelektrodenableitung. (Aus Weingarten et al. 1977)

7.1.5.2
Anfallsintervalläre Ängste (ICD-10 F 06.2, evtl. G 40.8)

Ängste, die nicht im Kontext von Anfällen auftreten, aber unmittelbar epilepsiebezogen sind, kommen fast nur als episodische Verstimmungszustände oder epileptische Psychosen vor. Bei den epileptischen Psychosen ohne Bewußtseinsstörung dominieren paranoid-halluzinatorische Bilder, die einer Schizophrenie ähnlich sein können. Epileptische Psychosen kommen als paranoid-halluzinatorische, aber auch als affektive, meist agitiertdepressive Erscheinungsbilder vor. Die Angst scheint dabei in unmittelbarer Beziehung zum psychotischen Erleben zu stehen. Zu epileptischen Psychosen kommt es vor allem bei Patienten mit langjähriger, schwerer Epilepsie. Die Schwierigkeit der Diagnostik wird auch durch die fehlende Beziehung zwischen klinischem Bild und EEG-Befunden unterstrichen. Der psychotischen Aktivität kann ein normales (»forcierte Normalisierung«) wie auch ein pathologisches EEG zugeordnet sein.

7.1.5.3
Psychosoziale und krankheitsbezogene Ängste bei Anfallskranken (ICD-10 F 68.8)

Trotz umfassender medizinischer Aufklärung verknüpfen viele Patienten und leider auch die meisten Gesunden mit der Diagnose Epilepsie noch immer irrationale Vorstellungen und Befürchtungen. Das kann bei vielen Patienten zu einem ängstlich besorgten Verbergen der Krankheit und bei der Umgebung zu Distanzierung oder Ausgrenzung des Kranken führen. Viele Patienten mit Anfallspersistenz, insbesondere die Patienten mit generalisierter Krampfanfällen, sind daher neben dem Krankheitsverlauf zusätzlich durch psychosoziale Isolierung belastet und begegnen ihrerseits der Umgebung, die ihre Krankheit als bedrohlich einschätzt, mit ängstlichem Rückzug. Unkenntnis und Unverständnis gegenüber einer Epilepsie werden auch in der oft panischen Angst sichtbar, mit der viele Gesunde reagieren, wenn sie unvermutet Zeuge eines Krampfanfalls werden. Häufig wird auch die Familie des Anfallskranken in die gesellschaftliche Ablehnung einbezogen; dann entwickeln sich bei den Angehörigen oft Ambivalenzkonflikte mit Abneigung und Schuldgefühlen gegenüber dem Kranken. Sogar bei den meist überbesorgten Müttern epilepsiekranker Kinder finden sich oft gleichzeitig Ängstlichkeit, Reizbarkeit und aggressive Tendenzen. Das überbeschützende, vereinnahmende und restriktive Verhalten ist dabei oft Folge dieser Ängste. Die Familie des Patienten tendiert dann dazu, den Patienten von der Außenwelt abzuschirmen und es kann eine »festungsartige« Familienstruktur entstehen. Anfallskranke haben dann kaum noch Bezugspersonen außerhalb der eigenen Familie. Es ist außerordentlich wichtig, solchen psychosozialen Angstfaktoren in der Umgebung des Kranken und bei ihm selbst frühzeitig zu begegnen.

7.1.6
Angst und psychiatrische Grunderkrankungen (ICD-10 F 31ff., 20ff.)

Kurzbeschreibung: Angstsymptome spielen bei den meisten psychiatrischen Erkrankungen (insbesondere bei Major-Depression und Schizophrenie) eine oft wesentliche Rolle. Angst und Depression sind verwandte Emotionsstörungen, die gelegentlich auch als Mischbild einer Angstdepression vorkommen. Depressionen treten häufig im Langzeitverlauf von Angstkrankheiten wie Paniksyndrom und Agoraphobie auf. Die Angst bei Major-Depression ist bei einem agitierten Erscheinungsbild meist unmittelbar sichtbar. Bei gehemmter Depression ist sie oft verborgener, aber nicht weniger ausgeprägt. Depressivität ist meist mit schwerwiegenderer Beeinträchtigung und Gefährdung verbunden als Angst. Zur Hilflosigkeitsreaktion bei Angst scheinen bei Depression noch Hoffnungslosigkeit und Verzweiflung hinzuzukommen.

Schizophrene Patienten erleben die paranoid-halluzinatorischen Symptome, den Zerfall ihrer Persönlichkeitsstruktur und den Verlust an Selbstidentität und Selbstbestimmung oft mit starker Angst. Besonders die Prodromalstadien und das Hereinbrechen der Psychose wird bei vielen mit fundamentaler Verunsicherung und Angst oder sogar als kosmische Katastrophe und Weltuntergang erlebt. Im Langzeitverlauf einer schizophrenen Erkrankung spielen häufig soziale Ängste und Angstvermeidungen eine Rolle und können berufliche und soziale Reintegration der Patienten behindern.

7.1.6.1
Angst und Depression (ICD-10 F 31–F 34)

Angst und Depression sind verwandte Emotionen mit vielfachen Wechselwirkungen in Beschwerdebild und langfristigem Verlauf. Beiden Emotionsstörungen gemeinsam ist ein erschüttertes Vertrauen zu sich selbst und zu Mitmenschen und Umwelt. Die Depression stellt sich durch ihre Hoffnungs- und Ausweglosigkeit dabei oft als noch schwerwiegendere Störung dar als die Angstkrankheiten und sie ist mit noch schwerwiegenderer Behinderung und Gefährdung verbunden. Angstsymptome spielen bei praktisch allen Depressionsformen eine Rolle und zwar unabhängig davon, ob ein mehr agitiertes oder gehemmtes Zustandsbild vorliegt. Bei agitierter Depression erscheint die Angst augenfälliger, bei gehemmter Depression verborgener und schwerer erkennbar.

Die Ängste der Depression scheinen sich zwar unmittelbar an die Leitsymptome der Depression anzuheften, gleichzeitig aber auch die »Urängste des Menschen« offenzulegen und stellen damit zentrale Lebensbereiche wie Partnerschaft, Familie, Beruf und Gesundheit in Frage. Auch frühere Enttäuschungen, Fehler und bewältigt geglaubte Belastungen treten als neue Ängste auf, die E. Kretschmer mit dem Bild beschrieb: »Die alten Komplexe sind wie Steine im Flußbett, die bei tiefem Wasserstand stören und über die Wasseroberfläche kommen. Steigt der Pegelstand, so liegen diese bedeutungslos auf dem Grunde und die Schiffe fahren ruhig darüber weg.« Die depressiven Ängste und Befürchtungen beziehen sich infolgedessen auf die nahe und ferne Zukunft. Der Tag steht »als unüberwindbarer Berg« vor dem Patienten, schon einfachste Alltagsanforderungen ängstigen ihn, er ist unfähig, sich auf Änderungen einzustellen und noch viel weniger, Künftiges zu planen oder zu entscheiden. Ausgeprägt sind die gesundheitlichen Ängste, er werde nie wieder gesund, er falle anderen zur Last, er leide an unheilbarer Krankheit. Der depressive Patient fürchtet, alleingelassen zu werden, zumal er sich als nicht mehr liebenswert, als wertlos empfindet. Das eingeengte und starre Denken bewegt sich im Kreise und verstärkt die angstbesetzten Grübeleien.

Im depressiven Wahn werden alle diese Ängste gewissermaßen zur unumstößlichen Gewißheit. Die hypochondrischen Befürchtungen werden zum Körperwahn, die Verarmungsgedanken zum Verarmungswahn, die Besorgnisse und Schuldgedanken zum Versündigungswahn, die vermeintlichen Verfehlungen zum Bestrafungswahn und die Welt ohne Klang, Farbe und Freude spiegelt sich im nihilistischen Wahn wider (M. Wolfersdorf).

Vielfältige Beziehungen zwischen Angst und Depression bestehen auch im Krankheitsverlauf. Depressionen, auch von der Ausprägung der Major-Depression, treten häufig im Langzeitverlauf der primären Angsterkrankungen (Paniksyndrom und Agoraphobie) auf. Depression in der Folge von Angst scheint hier der psychologischen Interpretation von Angst als Hilflosigkeit und von Depression als Ausdruck der zusätzlichen Hoffnungslosigkeit und Verzweiflung zu entsprechen. Im höheren Alter scheinen Angstsymptome allerdings generell gegenüber depressiven Verstimmungszuständen zurückzutreten. Im Alter scheint die Angst hauptsächlich Ausdruck einer zugrunde liegenden depressiven, gelegentlich auch einer

hirnorganischen und dementiellen Erkrankung zu sein. In allen Lebensabschnitten kommen außerdem Mischbilder vor, bei denen Angst und Depression nur schwer voneinander zu trennen sind, so daß auch von Angstdepression gesprochen wird. Bei diesem Krankheitsbild ist es
außerordentlich wichtig, daß trotz des Mischbildes in erster Linie die depressive Erkrankung behandelt wird.

7.1.6.2
Angst und Schizophrenie (ICD-10 F 20–F 25)

Bei akuten schizophrenen Psychosen gehen vor allem paranoid-halluzina-
torisches Erleben, aber auch psychomotorische Erregung mit Angstsymptomatik einher. Besonders geängstigt werden die Patienten, wenn die Halluzinationen (z. B. das Hören imperativer Stimmen) bedrohliche Inhalte
haben. Angstmachend können auch coenästhetische Mißempfindungen
mit ihren oft grotesken und absurden Organwahrnehmungen sein, die der
Patient als völlig realistisch erlebt. Stark angstprovozierend sind auch
Wahngedanken und Wahneinfälle mit Verfolgungs- und Bedrohungsereig-
nissen.

Das Angsterleben bei Schizophrenie ist jedoch nicht nur an augenfälli-
ge »produktive Symptomatik« gebunden. Als schwerste Bedrohung erleben
die Patienten den konkret oder auch nur vage wahrgenommene Zerfall ihrer einheitlichen Persönlichkeitsstruktur, den Verlust von Selbstidentität
und Selbstbestimmung. Besonders das der akuten Psychose nicht selten
vorausgehende »Trema« (K. Conrad) ist oft durch eine heftige, aber unbestimmte Angst charakterisiert. Die Angst bezieht sich dabei nicht auf konkrete Ereignisse, sondern scheint eine fundamentale Verunsicherung und
Bedrohung widerzuspiegeln, in der Mitmenschen und Umwelt fremd, unwirklich, vertrauenslos geworden sind. Die Welt als Ganzes ist bedrohlich
geworden. »Es spiegelt sich im Antlitz der Situation das Unheil, von dem sie
(die Situation) bereits weiß, ihn (den Patienten) aber noch im Unklaren be-
läßt. Dieses Unheil ist mehr als ein gewöhnliches Unglück, es ist nicht mehr
und nicht weniger als die In-Frage-Stellung der eigenen Existenz« (K. Conrad). Diese – oft schon wahnhafte – Gestimmtheit kann mit massiver Angst
verbunden sein und wird zuweilen auch im Wahnerleben als kosmische
Katastrophe oder Weltuntergang erlebt.

Als besonders schwere Bedrohungen der Selbstidentität werden die Störungen der Ich-Identität, der Ich-Vitalität, der Ich-Demarkation und der

Verlust der Selbstbestimmung beschrieben. Stimmungen, Gefühle, Gedanken werden als von anderen »gemacht« erlebt, Gedanken werden manipuliert, eingegeben, weggenommen, zerrissen. Oft ist der Kranke nicht mehr Herr im eigenen Körper, die Grenzen zwischen ihm und anderen lösen sich auf. Der Patient fühlt sich äußeren Einwirkungen schutzlos ausgeliefert und er ist nicht in der Lage, sich selbst zu behaupten. Die Beziehungen zur Umwelt werden ambivalent und bedrohlich. Manchmal erlebt der Kranke, daß er eine fremde Gestalt, ein anderes Wesen annimmt, seine Selbstbestimmung verliert und durch fremde, oft bedrohliche Mächte gesteuert wird. Oft verlieren sogar Raum und Zeit ihre Struktur. Dieser, auf den ersten Blick womöglich für den Außenstehenden nicht dramatisch anmutende Zerfall der Einheitlichkeit der Persönlichkeitsstruktur des Patienten stellt eine eher noch größere Bedrohung für den Patienten dar als die produktiven Symptome.

Im Langzeitverlauf einer schizophrenen Erkrankung, besonders bei Entwicklung von Residualsyndromen, spielen oft auch krankheitsbezogene und psychosoziale Ängste eine Rolle. Der Kranke fühlt sich der Außenwelt ausgeliefert; er sucht dann besondere mitmenschliche Nähe und erlebt sie jedoch zugleich als bedrohlich, was wiederum Anlaß für Rückzug und Isolation ist. Möglicherweise spielt dabei eine besondere soziale Angstbereitschaft eine Rolle. Konzentrations-, Aufmerksamkeits- und Wahrnehmungsstörungen, Unsicherheit und Verletzlichkeit, zuweilen auch Depersonalisationen und Derealisationen können den Patienten auch außerhalb psychotischer Episoden ängstigen und seine soziale Integration auf Dauer gefährden. Zuweilen sind es dann nicht nur die residualen Leistungsdefizite, sondern auch die wenig augenfälligen Ängste des Patienten, die berufliche und soziale Reintegration verhindern und zu seiner gesellschaftlichen Isolierung führen. In der Umgebung des Kranken werden oft kritische Kommentare und emotionale Distanzierung zu Faktoren, die einen Angstverstärkungskreis bedingen.

7.1.7
Ängste des Alterns, die Angst des Sterbens

Kurzbeschreibung: Die Angstsyndrome im engeren Sinne, die unbehandelt durch einen meist chronisch-rezidivierenden Verlauf gekennzeichnet sind, scheinen nach neueren epidemiologischen Studien im Alter weniger häufig anzutreffen und dabei gemildert zu sein. Dies gilt besonders für die anfallsweise Angst des Paniksyndroms, deren Erstmanifestation im Alter selten ist. Im Alter scheint allerdings die diffuse Ängstlichkeit im Sinne des generalisierten Angstsyndroms häufiger vorzukommen. Möglicherweise nehmen auch phobische Ängste bei den in Heimen lebenden alten Menschen zu; Zwangsstörungen kommen im Alter vorwiegend bei zerebralen und dementiellen Erkrankungen vor. Trotz der im hohen Alter an Häufigkeit zunehmenden körperlichen Erkrankungen ist wenig über die Bedeutung der somatischen Angstsyndrome bei alten Menschen bekannt. Es ist möglich, daß das Angsterleben nicht im gleichen Maße zunimmt wie die Multimorbidität. Beim sehr alten Menschen scheint sich der Akzent emotionaler Störungen vor allem in Richtung depressiver Verstimmungen zu verschieben, die Angst stellt sich dann als Symptom der Depression dar.

Die Angst vor dem Sterben hat viele Facetten zwischen der akuten Todesdrohung aus voller Gesundheit heraus bis hin zu dem schrittweisen und nicht selten quälend langen Sterben. Die Auseinandersetzung mit der Todesbedrohung und ihre Bewältigungsversuche sind individuell sehr unterschiedlich und erfordern daher für den Sterbenden eine seiner Person und seiner Situation angemessene Hilfe.

Todesangst ist nicht selten Symptom schwerer »neurotischer« Störungen. Die Angst vor dem Tod erscheint hier als der Inbegriff von Verlust und Vernichtung und unkontrollierbarer Ohnmacht. Seltene Angstformen sind hier Thanato- und Taphophobie.

7.1.7.1
Angstsyndrome im Alter (ICD-10 F 40–F 43)

Das sehr hohe Alter, das heute viel mehr Menschen erreichen als jemals zuvor, fand schon Cicero beklagenswert wegen der zunehmenden Krankheiten, der beruflichen, wirtschaftlichen und sozialen Verluste und vor allem wegen des näherrückenden Todes. Es sind in erster Linie die chronischen Krankheiten aller Organsysteme, die zunehmende Behinderung, oft Schmerzen und letztlich Bettlägrigkeit bedingen. Ältere und Gleichaltrige sterben, die Distanz zu jüngeren wird größer. Für viele alte Menschen, vor allem für Frauen der Generation ohne eigenes Einkommen, bedeutet Alter oft auch wirtschaftliche Not und zuweilen völlige Vereinsamung. So sind es oft viele »kleine Tode« vor dem letzten Sterben.

Über Vorkommen, Erscheinungsbilder und Verlauf der Angstsyndrome im engeren Sinne im hohen Lebensalter ist überraschend wenig bekannt. Da die meisten Angstkrankheiten schon in jüngeren Lebensjahren beginnen, muß man wegen des rezidivierenden oder chronischen Verlaufs der Angstkrankheiten davon ausgehen, daß nicht wenige alte Menschen diese Angstkrankheiten gewissermaßen als Hypothek aus jüngeren Jahren mit in ihr Alter hineinbringen. Daher stellt sich die Frage, ob diese Angstkrankheiten im Alter gleichbleibend, verschlimmert oder eher gemildert sind. Neuere epidemiologische Studien sprechen dafür, daß die Manifestation der Angstsyndrome bei alten Menschen tatsächlich weniger häufig vorkommt. Die anfallsförmigen Ängste im Sinne des Paniksyndroms kommen offensichtlich überhaupt nicht mehr vor. Erstmanifestationen im hohen Alter sind Ausnahmen und kommen nur bei Frauen vor. Weniger einheitlich sind die Änderungen der phobischen Ängste und Zwänge im hohen Alter. Es scheint, daß einfache und komplexe Phobien (Agoraphobie) und Zwänge häufiger bei institutionalisierten, in Heimen oder Pflegeheimen lebenden alten Menschen und seltener bei den in eigener Wohnung lebenden alten Menschen vorkommen. Da die alten Menschen in Heimen häufiger an Alterskrankheiten und zerebralen Störungen leiden, handelt es sich womöglich vorwiegend um sekundäre Angstsyndrome bei hirnorganischen Krankheiten. Diese Annahme wird durch das vermehrte Auftreten von Zwängen bei dementiellen Prozessen gestützt.

Eine Ausnahme von der Tendenz der Angstmilderung im Alter besteht für das generalisierte Angstsyndrom, das bei alten Menschen sogar häufiger als bei jüngeren anzutreffen ist. Diffuse Angst ist auch die häufigste Angstform bei dementiellen Prozessen. Das läßt darauf schließen, daß bei dieser Angstform im Alter auch hirnorganische Faktoren eine Rolle spielen.

7.1.7.2
Angstsyndrome bei körperlichen Grunderkrankungen
(ICD-10 F 00–F 03, andere hirnorganische Erkrankungen F 04–F 09,
zerebrale Gefäßsyndrome G 46 (G 45), I 63–69)

Über Angstsyndrome bei körperlichen und psychiatrischen Alterskrankheiten ist noch wenig bekannt. Letztlich stellen diese Erkrankungen einen Querschnitt durch nahezu die gesamte Medizin dar, wobei vor allem chronische, aber auch maligne Erkrankungen sowie dementielle Prozesse eine besondere Rolle spielen. Zu den im Alter gehäuften schweren Herzerkrankungen (koronare Herzerkrankung, Herzinsuffizienz, Arrhythmien) gibt es keine Studien über die zugeordneten Angstsymptome. Auch die Altersabhängigkeit von Angst-Schmerz-Syndromen ist nicht gründlich untersucht worden. Funktionelle Herzangstsyndrome (wie z. B. die Herzphobie) kommen im Alter nur noch sehr selten vor. Da die Herzphobie als Variante des Paniksyndroms betrachtet wird, entspricht die Abnahme der Herzphobie im Alter jener beim Paniksyndrom.

Eine Zunahme von Angstsymptomen kommt dagegen bei bestimmten Formen und Stadien zerebraler Erkrankungen des Alters vor. Dabei spielen möglicherweise auch hirntopographische Aspekte, deren Bedeutung im einzelnen noch unklar ist, eine Rolle. Ischämische Insulte der linken Hemisphäre scheinen eher zu einem Mischbild von Angst und Depression zu führen; rechtshirnige Insulte scheinen dagegen vorwiegend oder ausschließlich mit Angstsymptomatik ohne Depression verbunden zu sein. Bei frontaler Lokalisation des Insultes stehen vorwiegend kognitiv bestimmte Angstformen, bei temporookzipitaler Lokalisation vorwiegend affektiv und psychovegetativ bestimmte Angstformen im Vordergrund. In Schweden fand man bei 85jährigen (mit einem nicht geringen Anteil von Patienten mit dementiellen Erkrankungen) deutlich stärkeres Angsterleben bei vaskulär bedingten Demenzen (Multiinfarktdemenz) als bei Alzheimer-Demenzen und gleichaltrigen Gesunden. Es handelte sich dabei vor allem um eine diffuse, generalisierte Angstform. Beim Vergleich leichter mit mäßig ausgeprägter und fortgeschrittener Demenz fand sich das stärkste Angsterleben bei beginnenden Demenzen, wiederum hauptsächlich bedingt durch diffuse Ängste im Sinne des generalisierten Angstsyndroms. Bei schweren Demenzen ist das Angsterleben dagegen offenbar geringer als bei den gleichaltrigen Gesunden.

In dieser Hinsicht ist zu berücksichtigen, daß Angstsyndrome stets eine Beteiligung limbischer und mediobasaler Schläfenlappenstrukturen (Hippokampus und Mandelkern) voraussetzen. Diese Strukturen sind einerseits durch besondere neuronale Plastizität (Erregungsverstärkung, Sensitivierung), andererseits aber auch durch besondere Empfindlichkeit für toxische, hypoxische und hypoxämische Schädigungen gekennzeichnet. Die mutmaßliche Angstabnahme im Alter, insbesondere für anfallsförmige Angst, könnte somit durch neuronale Degeneration in diesen Strukturen – sei es alterungsbedingt oder aufgrund von Alterskrankheiten – begünstigt werden.

7.1.7.3
Angst und Sterben an chronischer Krankheit

Sterben an einer letalen Krankheit bedeutet eine meist langdauernde Auseinandersetzung mit der Todesbedrohung. Stadien von Hoffnung und Verzweiflung wechseln miteinander ab. Schock, Verleugnung, Nicht-wahrhaben-Wollen, Verbitterung, Wut, Aggression, Trauer und Depression kommen oft nebeneinander vor. Doch es gibt auch Hinnahme, Resignation, Sich-Fügen und manchmal ruhige Akzeptanz.

Seit S. Freud wird viel darüber diskutiert, daß der Tod als äußerste Bedrohung der menschlichen Existenz zwar der Inbegriff von Angst ist, der eigene Tod im Bewußtsein letztlich aber keine vorgegebene Realität hat, vielmehr als eine Art »abwesender Gegenwärtigkeit« erscheint. Daraus wurde gefolgert, daß den realistischen Todesbedrohungen stets zuerst ein »Nicht-wahrhaben-Können«, eine Verleugnung entgegengesetzt wird, womit die existentielle Gefahr zumindest unmittelbar aus dem Bewußtsein beseitigt und die Hilflosigkeit verdrängt wird. Es wurden auch Stadien der Auseinandersetzung mit der Angst vor Sterben und Tod formuliert, die aber allein schon wegen der vielfältigen medizinischen Interventionen und der damit verbundenen Auseinandersetzungen und Anpassungen kaum je eine stereotype Abfolge haben.

Für die ärztliche Betreuung ist es wichtig, die Art der Auseinandersetzung des Betroffenen mit der letalen Erkrankung zu erkennen, zu verstehen und anzunehmen. Dadurch kann man auch Einfluß darauf nehmen, daß Schock, Auflehnung, Resignation oder gar Verbitterung nicht zu vordergründigen Reaktionen der Umgebung führen. Die Teilnahme der Gesunden an der Auseinandersetzung eines tödlich bedrohten Patienten mit seinem Schicksal ist auch eine partielle Vorwegnahme der eigenen Auseinandersetzung mit der letzten großen Bedrohung jedes Menschen.

7.1.7.4
Akute Todesangst

Über Symptome und Entstehungsbedingungen der Angst in einer akuten Todesbedrohung – vor allem, wenn sie völlig unerwartet (z. B. aus voller Gesundheit heraus) erlebt wird – gibt es wenig gesichertes Wissen. Die Interpretationen stützen sich in erster Linie auf Berichte von Menschen, die eine realistisch wahrgenommene Todesgefahr erlebt haben (z. B. überstandene Unglücksfälle, Wiederbelebungen). Bei vielen dieser Ereignisse ist davon auszugehen, daß das Erleben einer derartigen Situation auch mit einer mehr oder weniger schweren, momentanen zerebralen Funktionsstörung einherging (z. B. unmittelbares Hirntrauma, zerebrale Hypoxie). Deswegen kann man diese Erlebnisformen oft nicht allein auf rein psychologische Mechanismen zurückführen. Bei einem Teil der Betroffenen scheinen sich – in außergewöhnlicher zeitlicher Verdichtung – Bewältigungsformen wiederzufinden, wie sie vom Sterben an chronischer Krankheit bekannt sind. Angst und Verleugnung, Widerstand und Ergebung werden wie in einer Zeitraffung erlebt. Solange eine Überlebenschance besteht, scheint Aufmerksamkeitsaktivierung, nicht aber Panik, vorzuherrschen. Der Wahrnehmung einer unausweichlichen Todesbedrohung wird oft mit großer Ruhe und Gefaßtheit entgegengesehen, die Todesbedrohung oft aus dem Bewußtsein ausgeschlossen. Gelegentlich wird über außergewöhnliche Phänomene wie »Sich-außer-dem-Körper-Befinden« oder »Panorama-« oder »Reviewphänomene« (eine Art komprimierter Lebensübersicht) berichtet. Bemerkenswert erscheint in diesen Fällen, daß Menschen mit derartigen Erlebnissen daraus oft weitgehende Folgerungen für die Zukunft ziehen und eine positive Umstrukturierung ihres gesamten Lebens beginnen, die sie aber meist vor der Umgebung verborgen halten.

7.1.7.5
Todesangst als Symptom psychischer Störungen

Das Angsterleben bei den Angstkrankheiten, besonders bei Panikanfällen, beinhaltet stets das Erleben einer akuten Lebensgefahr (z. B. Furcht vor Herzstillstand bei Herzphobie). Aus psychodynamischer Sicht sind diese Ängste Ausdruck abnormer Trennungsangst bei Störungen des Entwicklungs- und Reifungsprozesses. Nach S. Freud ist diese Angst auf eine intrapsychische Bedrohung zurückzuführen, die dann entsteht, wenn das Ich als integrierende Persönlichkeitsinstanz dem Druck einerseits einer überstrengen rigiden Gewissensinstanz und andererseits destruktiver libidinöser Impulse unterliegt. Entwicklungsschritte, die nicht mit der Integration und Harmonisierung dieser intrapsychischen Instanzen gelöst werden können, stellen somit eine vitale, gewissermaßen tödliche Gefahr für das bedrängte Ich, für Selbstwerterleben und Selbstidentifikation dar. Die daraus resultierenden »neurotischen Ängste« weisen nach dieser Auffassung auf eine zugrunde liegende Todesangst hin.

Die *Thanatophobie* ist eine unbestimmte Angst vor plötzlichem Tod. Die Patienten fürchten einen Unglücksfall oder, nicht mehr aus dem Schlaf aufzuwachen. Solche Befürchtungen kommen häufig bei ängstlichen oder hypochondrischen Personen und in bestimmten Lebensabschnitten (z. B. der Pubertät) vor. Die *Taphophobie,* die offenbar erstmals beschrieben wurde, als die naturwissenschaftliche Medizin einen Zustand »zwischen Leben und Tod« möglich machte, ist die Befürchtung, scheintot begraben zu werden. Das Syndrom ist selten und gilt als Verdachtsmoment für das Vorliegen einer schizophrenen Psychose.

7.2
Angstsyndrome im engeren Sinne (primäre Angstsyndrome)

7.2.1
Spontane Angstformen

7.2.1.1
Das Symptom »Panikattacke«
(Das Symptom Panikattacke ist für sich nicht verschlüsselbar;
kodiert wird »Paniksyndrom« ohne Agoraphobie)

Kurzbeschreibung: Die Panikattacke ist ein akuter, anfallsartig und unmotiviert auftretender Angstanfall. Der Panik- oder Angstanfall läßt sich als Prototyp von Angst verstehen, als die »Angst an sich«, eine von den momentanen situativen und biographischen Bedingungen losgelöste, verselbständigte Angst. Die Diagnose der Panikkrankheit verlangt das wiederholte Auftreten von Panikanfällen sowie im Langzeitverlauf das Hinzutreten weiterer psychiatrischer Symptome.

Ähnliche Begriffe: Angstanfall, Angstattacke, frei flottierende Angst.

Klinisches Erscheinungsbild

Die Panikattacke tritt plötzlich, »aus heiterem Himmel«, für den Patienten meist ohne erkennbaren Grund auf (unerwartete, »nichtausgelöste« Panikattacke). Die Angst ist exzessiv und hat für den Patienten oft den Charakter einer existentiellen, tödlichen Bedrohung, der er hilflos ausgesetzt ist. Viele Patienten befürchten, die Kontrolle über sich zu verlieren, »verrückt zu werden, durchzudrehen«, möchten fortlaufen. Auch das Bewußtsein ist verändert, so daß die Patienten sich selbst und die Umgebung nur eingeschränkt, oft unwirklich, verfremdet erleben (Depersonalisation, Derealisation). Viele Patienten sind überzeugt, im Anfall zu sterben; sie befürchten Herzinfarkt oder Herzstillstand. Vorherrschende Herzbeschwerden bei einem Paniksyndrom werden auch als Herzphobie abgegrenzt (vgl. Abschn. 7.1.1.5). Nach DSM-IV wird diese Symptomatik allerdings nur mehr als Variante oder Subtyp des Paniksyndroms betrachtet. Die Angst der Panikattacke setzt unvermittelt ein, beginnt allerdings nicht so abrupt wie bei epileptischen Angstanfällen, jedoch wird ein Angstgipfel meist schon nach

1–3, längstens nach 10 min erreicht, um dann allmählich, über 10–20 min, ausnahmsweise später, abzuklingen (Abb. 7.2).

Wie bei jeder Angst, sind auch bei der Panikattacke körperliche Mißempfindungen obligat und verstärken die subjektiven Angstsymptome. Die körperlichen Mißempfindungen beziehen sich auf praktisch alle vegetativ und hormonell gesteuerten Organsysteme. Die wichtigsten Beschwerden sind Herzpochen (Palpitationen), Tachykardie, Atemnot, Beklemmungs- und Erstickungsgefühl, Brustschmerzen, Schwitzen, Hitze- und Kältegefühl, Mißempfindungen der Extremitäten, Muskelzittern und -schwäche, Übelkeit und Bauchbeschwerden. Zur Diagnose der Panikattacke werden mindestens 4 der häufigsten (definitorisch festgelegten) psychophysischen Symptome verlangt. Panikattacken kommen nicht selten im Pubertätsalter vor, Paniksymptome bei Kindern haben möglicherweise ein anderes Erscheinungsbild als beim Erwachsenen, eine Beziehung zur Trennungsangst wird diskutiert.

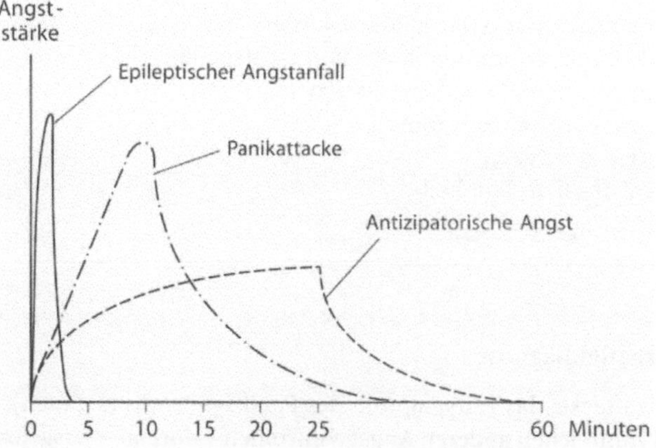

Abb. 7.2. Schema der Verlaufsform unterschiedlicher Angstattacken. (Aus Strian 1996)

Orientierungsfrage

»Leiden Sie manchmal unter plötzlichen und unerwarteten Angstanfällen, ohne daß eine tatsächliche Bedrohung vorliegt?«

**Diagnosekriterien des Symptoms Panikattacke
(nicht verschlüsselbar, modifiziert/gekürzt nach DSM-IV)**

Akute, klar abgrenzbare Episode intensiver Angst mit mindestens 4 der folgenden Symptome; Beschwerdegipfel innerhalb 10 min:

1. Palpitationen, Tachykardie
2. Schwitzen
3. Zittern, Beben
4. Kurzatmigkeit, Atemnot
5. Erstickungsgefühl
6. Brustschmerz, Brustbeklemmung
7. Übelkeit, Magen-Darm-Beschwerden
8. Schwindel, Benommenheit, Ohnmachtsgefühl
9. Derealisation, Depersonalisation
10. Angst vor Kontrollverlust
11. Angst zu sterben
12. Parästhesien, Taubheit
13. Hitzewallungen, Kälteschauer

Differentialdiagnose

Die Panikattacke, das Leitsymptom des Paniksyndroms (s. unten), kommt auch bei zahlreichen anderen Angstsyndromen – dort aber ausgelöst durch bestimmte Objekte und Situationen oder besondere Belastungsbedingungen – und bei weiteren psychiatrischen und internistischen Erkrankungen vor. Die Dauer der Panikattacke kann variieren. Epileptische Angstattacken beginnen noch abrupter und enden meist ebenso rasch schon nach Sekunden oder Minuten. Angstanfälle beim generalisierten Angstsyndrom und die Erwartungsängste bei Paniksyndrom dauern länger und haben eine weniger klar umrissene Anfallscharakteristik (vgl. Abb. 7.2)

7.2.1.2
Paniksyndrom (Panikstörung)
(Paniksyndrom ohne Agoraphobie ICD-10 F 41.0, DSM-IV 300.01)

Kurzbeschreibung: Paniksyndrom (oder Panikstörung) ist die mit wiederholten Panikanfällen verbundene Angstkrankheit, die durch wechselnden, jedoch meist chronischen Verlauf gekennzeichnet ist und bei der zusätzlich Agoraphobie (»Paniksyndrom mit Agoraphobie«), Depressionen und andere psychische Störungen hinzutreten können. Die rezidivierenden Panikattacken führen meist unmittelbar zu sekundärem Angst- und Angstvermeidungsverhalten mit anfallsintervallärer Erwartungsangst und vielfältigen Krankheitsbefürchtungen (Kontrollverlust, Angst vor baldigem Ableben) sowie Vermeidungs- und Rückzugstendenzen.

Ähnliche Begriffe: »Angstneurose« (Teilaspekt), Herzphobie (vgl. Abschn. 7.1.1).

Klinisches Erscheinungsbild

Das wiederholte Auftreten von Panikattacken und die Entwicklung panikbezogener Befürchtungen und Verhaltensweisen charakterisieren das Paniksyndrom. Später treten noch andere Symptomausweitungen hinzu. Die Panikattacken beim Paniksyndrom weisen ein Beschwerdebild auf, das dem der einzelnen Panikattacke entspricht. Symptomatik, Häufigkeit und Schwere der einzelnen Panikattacken können jedoch variieren. Im Krankheitsverlauf ändern sich auch nicht selten die psychovegetativen Begleitsymptome. Manche Patienten erleben Serien von Panikattacken mit wochen- oder monatelangen anfallsfreien oder anfallsarmen Pausen. Bei anderen treten die Attacken in unregelmäßigen Abständen auf. Die körperlichen Leitsymptome können sich abschwächen. Gelegentlich ist einem Patienten die subjektiv als heftig geklagte Angst dann nicht mehr anzumerken.

Bei wiederholten Panikattacken tritt meist eine zunehmende Erwartungsangst vor neuerlichen Anfällen, die »Angst vor der Angst« auf. Es entwickeln sich dann rasch sekundäre Befürchtungen, wie z. B. an einer gefährlichen oder gar lebensbedrohlichen körperlichen Erkrankung zu leiden. Diese Patienten lassen sich auch nicht durch wiederholte oder eingreifende medizinische Untersuchungen beruhigen. Oft stellen sich unbestimmte Angstgefühle und angstbesetztes Denken mit unangemessenen Ursachenzuschreibungen ein. Die Patienten tendieren dazu, sich »den schlimmsten Fall« auszumalen (»Katastrophendenken«). Die ängstlichen Befürchtungen bestimmen zunehmend das Verhalten (»self-fulfilling prophecy«). Häufige Arztkonsultationen können mit den Anforderungen von Ausbildungs- oder Arbeitsplatz konkurrieren und berufliche Schwierigkeiten heraufbeschwören.

Im Langzeitverlauf des Paniksyndroms kommt es bei den meisten Patienten zusätzlich zu anderen Angstformen und psychischen Störungen.

Bei Kombination des Paniksyndroms mit Agoraphobie tritt die Agoraphobie bei den weitaus meisten Patienten erst nach den Panikattacken auf. Die Agoraphobie wurde daher häufig als besonders komplexes Angstabwehr- und Vermeidungsverhalten interpretiert (vgl. Abschn. 7.2.2.1). Zusätzliche andere Angstformen sind nicht selten, so generalisiertes Angstsyndrom (etwa 25 %), soziale Phobie (15–30 %), spezifische Phobien (10–20 %) und Zwangssymptome (8–10 %). Bei den Patienten sollen auch gehäuft frühkindliche Trennungsängste anzutreffen sein. Bei mehr als der Hälfte der Patienten kommt es im Langzeitverlauf der Erkrankung zu depressiven Verstimmungszuständen, die die Ausprägung einer Major-Depression erreichen können. Diese Patienten haben auch eine deutlich erhöhte Suizidversuch- und Suizidrate. Bei den meisten Patienten tritt die Depression nach Manifestation der Angstsymptome auf, bei einem kleineren Teil allerdings bereits vor dem ersten Panikanfall. Bei manchen Patienten spielen auch Abhängigkeitsentwicklungen mit Alkohol, Drogen oder anxiolytischen Medikamenten (Benzodiazepine) eine Rolle.

> **Orientierungsfrage**
>
> »Leiden Sie unter wiederholten Angstanfällen ohne erkennbaren Anlaß? Befürchten Sie das neuerliche Auftreten solcher Angstanfälle oder haben diese Ihr Leben schon nachhaltig beeinträchtigt?«

> **Diagnosekriterien des Paniksyndroms (ohne Agoraphobie) (modifiziert/gekürzt nach DSM-IV)**
>
> **Kriterium A:**
> 1. Wiederkehrende unerwartete Panikattacken
> 2. Auf mindestens eine der Panikattacken folgt spätestens nach einem Monat wenigstens eines der nachfolgenden Symptome:
>   - Befürchtung weiterer Panikattacken
>   - Befürchtungen über bedrohliche Konsequenzen der Panikattacken
>   - Verhaltensänderungen in Folge der Panikattacken
>
> **Kriterien B, C, D:** Ausschluß von Agoraphobie, medikamentös-toxischen Einflüssen, körperlichen Grunderkrankungen, Panikattacken bei anderen Angstformen und psychiatrische Erkrankungen.

Prävalenz und Verlauf

Das Paniksyndrom (mit/ohne Agoraphobie) hat eine Lebenszeitprävalenz von 1,5–3,5 %. Nach klinischen Studien leiden die meisten Patienten mit Paniksyndrom auch an Agoraphobie, wogegen Bevölkerungsstichproben diese Kombination nur bei jedem zweiten bis dritten Patienten mit Paniksyndrom feststellen konnten. Die Erkrankung beginnt vorwiegend im späten Jugend- oder mittleren Erwachsenenalter, nur ausnahmsweise zuvor oder danach. Das unbehandelte Paniksyndrom tendiert zu Chronifizierung, der Spontanverlauf ist entweder episodisch mit dazwischenliegenden Besserungen, nicht selten aber auch anhaltend und schwer beeinträchtigend. Obwohl die Paniksymptome variieren können, scheinen sie langfristig doch weitgehend gleich zu bleiben; das Symptommuster selbst erlaubt keine prognostische Aussage. Milderung im höheren Alter ist möglich. Andererseits werden bei den Patienten vermehrt kardiovaskuläre Erkrankungen, erhöhte Suizidrate und Folgeschäden durch Alkohol, Drogen und Medikamentenabusus angetroffen. Die Lebenserwartung der Patienten ist möglicherweise wegen dieser Folgekrankheiten verkürzt. Obwohl das Paniksyndrom keine quo ad vitam bedrohliche Erkrankung darstellt, bedeutet sie schon wegen der jahrelangen Einschränkungen in vielen Lebensbereichen eine Beeinträchtigung, die anderen schweren chronischen Erkrankungen nahekommt.

Differentialdiagnose

Es gibt kaum ein Krankheitsbild, bei dem so viele differentialdiagnostische Abwägungen notwendig sind, wie beim Paniksyndrom. Eine Abgrenzung ist zunächst gegenüber anderen Angstformen notwendig. Bei sämtlichen phobischen Störungen tritt die anfallsartige Angst objekt- oder situationsgebunden auf (spezifische Phobien, Sozial- und Agoraphobie). Den Angstattacken beim posttraumatischen Belastungssyndrom geht definitionsgemäß ein außergewöhnliches, exzessives Belastungstrauma voraus. Psychotische Ängste stehen zumeist in unmittelbarer Beziehung zu paranoid-halluzinatorischen Symptomen. Agitierte und angstbetonte Depressionen sind durch depressiven Affekt, psychotische Symptome und Vitalstörungen gekennzeichnet. Im Zweifelsfall sollten bei Vorliegen eines Paniksyndroms und gleichzeitig nachweisbaren Symptomen einer anderen Angstform oder einer anderen psychiatrischen Erkrankung beide Diagnosen gestellt werden.

Besondere diagnostische Anforderungen stellt die Abgrenzung einer körperlichen Grunderkrankung in Hinblick auf die obligaten und oft vielfältigen körperlichen Angstsymptome. Einerseits ist es notwendig, Organerkrankungen aufgrund bestimmter Symptome (z. B. Arrhythmien bei Störungen des Erregungsleitungssystems oder Hyperthyreose) auszuschließen, andererseits dürfen keine zu aufwendigen oder gar risikobehafteten Untersuchungen ohne klare Indikation erfolgen. Eine genaue Anamnese und eine Wertung der geschilderten Symptome ist daher unerläßlich. Dies gilt auch in Hinblick auf substanzinduzierte Angstsyndrome, wie z. B. bei Drogenkonsum, Alkohol- und Medikamentenmißbrauch, u. U. auch beim Entzug solcher Substanzen. Naheliegende Differentialdiagnosen sind viele endokrine Angstsyndrome (z. B. bei Hyperthyreose, Hyperparathyreoidismus, Phäochromozytom, Sympathoganggliom etc.), gelegentlich auch epileptische Angstsyndrome, die als Angstaura oder als Angstanfall vorkommen können. Da komplex-fokale Anfälle, in deren Kontext Angst am häufigsten vorkommt, oft keine relevanten EEG-Befunde aufweisen, ist die Differentialdiagnose hier besonders schwierig.

7.2.1.3
Generalisiertes Angstsyndrom (generalisierte Angststörung) (ICD-10 F 41.1, DSM-IV 300.02)

Kurzbeschreibung: Das generalisierte Angstsyndrom ist keine anfallsartige, sondern eine mehr oder weniger beständige, langdauernde, unangemessene Angst und Besorgtheit, die sich auf unterschiedliche Lebensbereiche bezieht. Die Angst verknüpft sich mit bevorstehenden Ereignissen oder Tätigkeiten und kann nur schwer oder gar nicht zureichend kontrolliert werden. Auch diese Angst ist mit ausgeprägten psychophysischen Beschwerden verbunden. Angespannte Ruhelosigkeit, abnorme Ermüdbarkeit und Schlafstörungen herrschen vor. Die Patienten sind erheblich beeinträchtigt.

Ähnliche Begriffe: »Angstneurose« (Teilaspekt), »Dauerangst«.

Klinisches Erscheinungsbild

Beim generalisierten Angstsyndrom besteht zwar ebenfalls eine spontan auftretende, »frei flottierende« und schwer kontrollierbare Angst, die jedoch (gegenüber dem Paniksyndrom) lang anhaltend ist. Die Überbesorgtheit und ängstliche Erwartung heftet sich an bestimmte Aufgaben und Anforderungen und ist nicht an phobische Objekte und Situationen gebunden. Durch die unzureichende Kontrollmöglichkeit besteht somit eher eine Ähnlichkeit mit Zwangsgedanken als mit phobischen Ängsten. Oft sind die Patienten stark grüblerisch und in ihrer Wesensart überbesorgt. Während die Angst des Paniksyndroms an die Wellengipfel einer unruhigen See erinnert, ist es beim generalisierten Angstsyndrom eher das aufgewühlte Meer selbst, das dem Zustand des Patienten vergleichbar ist. Auch die Angst des generalisierten Angstsyndroms ist obligat mit einer Reihe körperlicher Begleitsymptome verbunden, wie angespannte Ruhelosigkeit und ständiges »auf dem Sprung sein«. Gleichzeitig bestehen aber rasche Ermüdbarkeit, Konzentrationsschwäche, Leeregefühl im Kopf, Reizbarkeit, Muskelspannung und Schlafstörungen. Zur Diagnose werden mindestens 3 dieser Symptomgruppen in den vorangegangenen Monaten gefordert. Patienten mit generalisiertem Angstsyndrom sind gewissermaßen »die amtlichen Schwarzmaler«, die alltägliche Lebensumstände – wie berufliche und familiäre Anforderungen und tatsächlich geplante oder auch nur mögliche Ereignisse – pessimistisch und ängstlich bewerten und durch ihre Grübelei einer aufgabenorientierten Lösungsstrategie im Wege stehen. Das Versagen verstärkt dann wiederum ängstliche Unruhe und Anspannung.

Die Angst des generalisierten Angstsyndroms ist abzugrenzen von der Erwartungsangst beim Paniksyndrom, der ängstlichen Scheuheit bei sozialer Phobie, den gedanklichen Wiederholungen beim Zwangssyndrom und den Krankheitsbefürchtungen bei Somatisierungsstörung, Hypochondrie und gelegentlich bei Anorexia nervosa.

Auch beim generalisierten Angstsyndrom können andere Angstformen und psychiatrische Erkrankungen hinzutreten, so das Paniksyndrom, soziale und spezifische Phobien, affektive Störungen mit Major-Depression oder Dysthymie und Substanzabhängigkeiten wie Drogen-, Alkohol- und Medikamentenmißbrauch (vor allem Benzodiazepine). Streßinduzierte Krankheitsbilder (wie Spannungskopfschmerz und Reizkolon) sollen beim generalisierten Angstsyndrom häufiger vorkommen.

Orientierungsfrage

»Leiden Sie häufig unter Angst und übermäßig starken Sorgen, die Sie nicht oder nur schwer kontrollieren können (z. B. wegen familiärer, beruflicher oder finanzieller Angelegenheiten)?«

Diagnosekriterien des generalisierten Angstsyndroms (modifiziert/gekürzt nach DSM-IV)

Kriterium A: Übermäßige Angst und besorgte Erwartung in mehreren Lebensbereichen (berufliche Leistung, wirtschaftliches Auskommen, partnerschaftliche Beziehung etc.) an der Mehrzahl der Tage während mindestens 6 Monaten.

Kriterium B: Der Patient kann seine unangemessene Besorgtheit schwer/nicht kontrollieren.

Kriterium C: Die ängstliche Besorgtheit ist mit mindestens 3 der folgenden Symptome verbunden (an der Mehrzahl der Tage im letzten Halbjahr):
1. Ruhelosigkeit, ständiges »auf dem Sprung sein«
2. Leichte Ermüdbarkeit

3. Konzentrationsstörungen, »Leere im Kopf«
4. Reizbarkeit
5. Muskelspannung
6. Schlafstörungen (Ein-/Durchschlafprobleme, nicht erholsamer Schlaf)

Kriterium E: Angst, übermäßige Besorgtheit und Körpersymptome stellen eine schwere Beeinträchtigung in verschiedenen Lebensbereichen dar.

Kriterien D, F (Ausschlußkriterien): Ausschluß des Syndroms bei Substanzeinflüssen, anderen Angsterkrankungen oder psychiatrischen und medizinischen Grunderkrankungen.

Prävalenz und Verlauf

Nach statistischen Erhebungen kommt das generalisierte Angstsyndrom in der Allgemeinbevölkerung mit einer Lebenszeitprävalenz von etwa 5 % vor und wird nach klinischen Studien bei etwa 12 % der Angstpatienten angetroffen. Das generalisierte Angstsyndrom hat Manifestationsgipfel schon in der Kindheit oder Adoleszenz. Eine spätere Erstmanifestation ist selten. Viele Patienten schildern sich als schon immer ängstlich, nervös, unter einer gewissen Anspannung stehend. Der Verlauf weist Ähnlichkeiten zum Paniksyndrom auf mit wechselnder Beschwerdeausprägung, belastungsinduzierten Verschlimmerungen und beschwerdearmen oder beschwerdefreien Intervallen, insgesamt aber hoher Beschwerdepersistenz und Chronifizierungsneigung.

Differentialdiagnose

Die ängstlichen Vorstellungen beim generalisierten Angstsyndrom beziehen sich nicht auf die Angst selbst, sondern auf konkrete Anlässe. Das posttraumatische Belastungssyndrom ist durch die stattgehabte Extrembelastung, das traumatische Wiedererinnern, depressiv wirkende Leistungsminderung und Rückzugsverhalten abgegrenzt. Problematisch ist die Differentialdiagnose gegenüber einer Reihe internistischer Krankheitsbilder, die u. a. mit erhöhter Katecholaminausschüttung verbunden sind, wie etwa Hyperthyreose, Phäochromozytom, Sympathogoniom, gelegentlich auch posttraumatische Hirnleistungsschwäche oder beginnende dementielle

Zustände. Ähnlich wie beim Paniksyndrom muß auch hier der diagnostische Aufwand gezielt eingesetzt und begrenzt gehalten werden. Notwendiges darf nicht versäumt, unbegründeter technischer Aufwand muß vermieden werden.

7.2.2
Situative Angst, Objekt- und Situationsphobien

Die phobischen Angstformen treten im Gegensatz zu den Spontanängsten nur bei der Konfrontation mit bestimmten, als bedrohlich erlebten Objekten oder Situationen auf. Bei den Phobien ist es vor allem das Mißverhältnis zwischen der vermeintlichen (subjektiv empfundenen) und der tatsächlichen Bedrohlichkeit der angstauslösenden Objekte und Situationen. Dieses Mißverhältnis wird vom Patienten meist klar erkannt, er kann die Angstreaktion aber nicht willentlich kontrollieren und versucht daher, die Angst durch Vermeidung solcher Konfrontationen zu umgehen. Leichte phobische Befürchtungen (Höhen- und Dunkelangst, Spinnenfurcht etc.) sind weit verbreitet und ohne klinischen Stellenwert. Die Diagnose einer Phobie sollte jedoch nur gestellt werden, wenn eine schwere objekt- oder situationsbezogene Angst vorliegt und durch das Vermeidungsverhalten eine zunehmende Behinderung eingetreten ist. Das ist der Fall, wenn z.B. Berufstätige erforderliche Verkehrsmittel (U-Bahn, Flugzeug u.a.) nicht mehr benutzen können oder z.B. dem Diabetiker die lebensnotwendigen Insulininjektionen wegen einer Nadelphobie unmöglich sind. Die Notwendigkeit einer Behandlung ist hier unmittelbar evident. Phobien können sich auf Objekte beziehen, die im Alltag kaum vorkommen und die dann schon deswegen wenig bedeutsam sind. Sie können sich aber auch auf komplexe Bedingungen, wie etwa die mitmenschliche Kommunikation, erstrecken und stellen dann eine oft schwerwiegende Behinderung in nahezu allen Lebensbereichen dar. Sie erfordern frühzeitige und konsequente Behandlung. Allgemein läßt sich feststellen, daß komplexe Phobien meist auch mit anderen Angstformen und anderen psychiatrischen Syndromen vergesellschaftet sind und dadurch sowohl der Grad der Beeinträchtigung wie die Gefahr einer Chronifizierung besonders groß sind.

7.2.2.1
Agoraphobie
(ICD-10 F 40.01, DSM-IV 300.21 – mit Paniksyndrom,
ICD-10 F 40.00, DSM-IV 300.22 – ohne Paniksyndrom)

Kurzbeschreibung: Die Agoraphobie ist eine besonders komplexe und schwerwiegende phobische Angst. Die Patienten fürchten Orte oder Situationen, die Flucht oder Hilfe beim Auftreten von Angst unmöglich erscheinen lassen. Die Vermeidung solcher angstbesetzter Situationen (Menschenmengen, enge, überfüllte oder großflächige, leere Räume, U-Bahn, Flugzeug, Aufzug, Brücken etc.) führt zu Rückzugstendenzen und zunehmender Abhängigkeit vom Partner und macht den Patienten allmählich unfähig, auch einfachsten Alltagsaufgaben nachzukommen. Im Verlauf treten häufig Depressionen auf. Selbstbehandlungsversuche mit Beruhigungsmitteln (besonders Benzodiazepinen) oder Alkohol können zudem zu Substanzabhängigkeit führen.

Ähnliche Begriffe: »Platzangst«, Straßenfurcht, phobisches Angst-Depersonalisations-Syndrom, unspezifische Unsicherheitsängste.

Klinische Erscheinungsbilder

Der Begriff Agoraphobie (Westphahl 1872, zit. nach Strian 1983) bezieht sich auf die Angst vor öffentlichen Plätzen (agora = Versammlungsort oder Marktplatz), beschreibt aber das Syndrom der Agoraphobie und seine Beziehung zum Paniksyndrom nicht ausreichend. Auch der durchaus treffende alte Begriff »Platzangst« (Benedikt 1870, zit. nach Strian 1983) umfaßt nicht das charakteristische psychopathologische Umfeld. Agoraphobie bezeichnet somit nur ein besonders herausragendes Symptom.

Das agoraphobe Beschwerdebild zentriert sich um kommunikative Befürchtungen. Diese können sich auf Trennung von sicherheitsvermittelnden Personen und Orten, umgekehrt auch auf einengende, verunsichernde und bedrohlich erlebte Situationen beziehen. Charakteristisch sind Orte oder Situationen, bei denen plötzliche Angst, Schwindel oder ein anderes körperliches Versagen ein rasches Entkommen schwierig machen würde oder rasche Hilfe nicht möglich scheint. Weite Plätze, Straßenfluchten, Großräume, umgekehrt auch U-Bahn, Flugzeug, Aufzug, Kaufhaus, Kino, Theater sind für die Patienten bedrohlich und können Angst oder Panikattacken auslösen. Die Patienten entwickeln daher ein zunehmendes Vermeidungsverhalten und versuchen, solche Situationen zu umgehen. Ihr Aktionsbereich wird dadurch immer mehr eingeschränkt. Sie sind oft nicht mehr in der Lage, Besorgungen zu machen, ein Verkehrsmittel zu benutzen oder alleine auszugehen, und es tritt ein zunehmender Rückzug in den häuslichen Bereich auf, wo sie aber ebenfalls schlecht alleine sein können. Tabelle 7.2 zeigt einige charakteristische Befürchtungen sowie angstprovozierende und angstentlastende Situationen bei agoraphoben Patienten.

Auch bei Agoraphobie kommen oft andere Angstformen und psychiatrische Störungen vor. Der Manifestation einer Agoraphobie geht meist mehr oder minder lange Zeit ein Paniksyndrom voraus. Panikattacken bei schon ausgeprägter Agoraphobie sind dagegen eine seltene Ausnahme. Im Verlauf der Agoraphobie treten oft andere Phobien hinzu, die isoliert oder kombiniert, passager oder jahrelang persistierend vorkommen. Häufig sind hypochondrische Befürchtungen oder Organ- und Erkrankungsphobien sowie unterschiedlichste einfache Phobien. Die Panikattacken bei Agoraphobie unterscheiden sich nach Symptomen, Dauer und Frequenz

Tabelle 7.2. Häufige Befürchtungen, angstprovozierende und angstmindernde Situationen agoraphober Patienten. (Aus Strian 1983)

Befürchtungen	Angstprovokationen	Angstentlastungen
Ohnmacht	Schlange stehen	Begleitung durch Partner
Tod	Verabredung einhalten	Begleitung durch Freunde
Erkrankungen	Festgehalten sein (»Friseur«)	Begleitung durch Haustier
Kontrollverlust	Distanz von Zuhause	Besprechung mit Hausarzt
»Szene machen«	Bestimmte Plätze	Besprechung mit anderen
Sicher heimkommen	Grübeln	Selbstgespräche
Geisteskrankheit	Nähe-Distanz-Konflikt	Geborgenheit

nicht von den Panikattacken ohne Agoraphobie. Allerdings scheinen drohendes Ohnmachtsgefühl und die Befürchtung von Kontrollverlusten häufiger vorzukommen. Depressive Verstimmungszustände bis zum Ausprägungsgrad einer Major-Depression finden sich bei etwa jedem zweiten agoraphoben Patienten, nicht selten unter einem agitierten Bild und mit Suizidgedanken. Schwere Antriebshemmung oder depressiver Wahn sowie Zwangssymptome sind seltener. Alkohol-, Drogen- und Medikamentenmißbrauch komplizieren das Verlaufsbild. Bei agoraphoben Patienten wird häufig eine ängstlich-vermeidende Persönlichkeitsstruktur beschrieben. Die Patienten gelten – ähnlich wie depressive Patienten – als ängstlich-scheue, passiv-abhängige, aber zugleich für die Umgebung angenehme Menschen. Sie ergreifen nicht von sich aus Initiative, meiden Konkurrenzsituationen und riskante Unternehmungen, wünschen und befürchten Sozialkontakte oft gleichermaßen. Dabei tendierten sie in gesunden Tagen zu hoher Arbeitsleistung, Ordnungssinn und Perfektionismus. Obwohl sie Verantwortlichkeit gerne delegieren und nicht selten eine geradezu symbiontische Beziehung zum Partner unterhalten, bleiben sie für ihre Familie trotz der Krankheit wegen ihres angenehmen Wesens liebenswert. Einige Untersuchungen betonen Geschlechtsrollenprobleme der ganz vorwiegend betroffenen Frauen. Diese Patientinnen gehen oft keiner externen Berufstätigkeit nach, so daß Krankheitssymptome und häuslicher Rückzug sich noch wechselseitig verstärken.

Orientierungsfrage

»Gibt es bestimmte Situationen und Orte, wie z. B. Kaufhäuser, leere Plätze, Autofahren, Menschenmengen, Fahrstühle oder geschlossene Räume, die Ihnen Angst machen und die Sie möglichst vermeiden?«

Diagnosekriterien der Agoraphobie ohne Paniksyndrom (modifiziert/gekürzt nach DSM-IV)

Kriterium A: Angst an Orten, von denen etwaige Flucht unmöglich oder erschwert oder im Falle einer Angst- oder Schwindelattacke Hilfe nicht erreichbar wäre. Die agoraphoben Ängste im engeren Sinne beziehen sich auf menschenleere Plätze, Straßenfluchten, Großräume oder umgekehrt Menschenansammlungen und Beengtheit (U-Bahn, Flugzeug, Aufzug, Brücken etc.).

> **Kriterium B:** Zunehmendes Vermeidungs- und Rückzugsverhalten vor möglichen Angstsituationen, zunehmende Einschränkung des sozialen und beruflichen Aktionsradius.
>
> **Kriterium C** (Ausschlußkriterien): Ausschluß anderer Phobien (Sozialphobie, spezifische Phobie), Zwangssyndrom, posttraumatisches Belastungssyndrom und (bei Agoraphobie ohne Paniksyndrom) nicht hinreichende Kriterien für Paniksyndrom, ferner agoraphobe Tendenzen bei körperlicher Grunderkrankung.

Prävalenz und Verlauf

Klinische Studien beschreiben die Kombination der Agoraphobie mit (fast immer vorausgehendem) Paniksyndrom als nahezu obligat. In epidemiologischen Studien scheint dagegen die Agoraphobie als alleinige Störung gegenüber dem kombinierten Panik- und Agoraphobiesyndrom zu dominieren. Möglicherweise wurde hier die Diagnose Agoraphobie zu häufig zugewiesen. Die Kenntnisse zum Spontanverlauf der Agoraphobie beziehen sich meist auf das Paniksyndrom mit Agoraphobie, wobei sich auch hier ein bimodaler Beginn im späteren Jugend- und mittleren Erwachsenenalter darstellt. Bei der Erstmanifestation nach dem 40. Lebensjahr sollte man an eine symptomatische Form denken.

Der Erkrankungsverlauf der Agoraphobie ist ebenfalls durch starke Variabilität mit Rezidiven und beschwerdefreien Intervallen, insgesamt aber durch Chronifizierungstendenz gekennzeichnet. Agoraphobie und andere psychische Störungen (z. B. Depressionen) können zudem alternierend auftreten. Gelegentlich spielen psychische Auslösefaktoren, z. B. Trennungssituationen, bei Frauen endokrine Dysregulationen, z. B. im Rahmen des prämenstruellen Syndroms (PMS), eine Rolle. Die Prognose der alleinigen Agoraphobie scheint der Agoraphobie mit Paniksyndrom zu entsprechen.

Differentialdiagnose

Bei Agoraphobie ohne Paniksyndrom fehlen die spontan auftretenden Panikattacken, gelegentlich kommen aber zusätzlich spezifische Phobien vor. Bei Agoraphobie mit Paniksyndrom scheint die Angst das Vermeidungs- und Rückzugsverhalten noch zu verstärken. Bei der sozialen Phobie werden eher soziale und berufliche Konkurrenz sowie Situationen mit kommunikativem Aufforderungscharakter gemieden. Bei der spezifischen Phobie beziehen sich Angstprovokation und Vermeidungsverhalten ausschließlich auf die tatsächliche Konfrontation mit bestimmten Objekten und Situationen. Depressive Verstimmungszustände sind häufig und erreichen nicht selten den Ausprägungsgrad und die Verlaufsform einer Major-Depression oder von rezidivierenden depressiven Episoden. Gelegentlich treten Zwangssymptome, bei Kindern und Jugendlichen auch Trennungsängste auf. Agoraphobes Rückzugsverhalten kann sich auch in der Rehabilitationsphase schwerer internmedizinischer und neurologischer Erkrankungen einstellen, z. B. nach Myokardinfarkt, Subarachnoidalblutung, Operation von Malignomen. Die Wiederaufnahme der früheren beruflichen Tätigkeit gilt dabei als günstiger prognostischer Faktor für Bewältigung und Remission.

7.2.2.2
Soziale Phobie (ICD-10 F 40.1, DSM-IV 300.23)

Kurzbeschreibung: Die Sozialphobie ist eine ausgeprägte und ständige Angst vor sozialen und beruflichen Leistungsanforderungen in Gegenwart anderer Menschen. Sozialphobie ist mit der übertriebenen Befürchtung vor negativer Bewertung durch andere und mit entsprechendem Vermeidungsverhalten und sozialem Rückzug verbunden.

Ähnliche Begriffe: Schwere Sozialangst, früher: Anthropophobie.

Klinisches Erscheinungsbild

Patienten mit einer Sozialphobie erleben Situationen mit sozialem Aufforderungscharakter oder deren bloße Erwartung mit starker Angst, ausnahmsweise auch mit situationsinduzierter Panikattacke. Die Patienten scheuen sich, in der Öffentlichkeit zu sprechen, von anderen beim Schreiben oder anderen Alltagsverrichtungen (z. B. gemeinsamem Essen) beobachtet zu werden. Schon die Vorstellung der Zusammenkunft mit Menschen, die sie negativ beurteilen könnten, löst Angst aus. Die Patienten fürchten fremde Personen, Öffentlichkeit, Verletzungen ihres Selbstwertgefühls, eine ungünstige Selbstdarstellung, aber auch Kontrollverluste. Sie glauben, andere würden sie als inkompetent, schwach oder gar »unnormal« beurteilen oder das von ihnen selbst wahrgenommene ängstliche Verhalten (Handzittern, Schwitzen, Aufgeregtheit) bemerken und negativ registrieren. Im Gegensatz zu anderen Ängsten scheinen bei der Sozialphobie defiziente Kommunikationsformen eine große Rolle zu spielen. Als Inbegriff einer Sozialphobie wird der Einzelgänger skizziert, der selten oder nie Einladungen wahrnimmt und sich selbst als Person beschreibt, die »viel denkt und wenig spricht«. Die Patienten tendieren dazu, leise, langsam, undeutlich und mit monotoner Stimme zu sprechen, kaum mimische und gestische Ausdrucksweisen zu benutzen; sie verbergen ihre Gefühle und äußern sich inhaltlich nur kurz und selten spontan. Ihre Ausführungen sind dann oft farblos, stereotyp und wenig konkret. Die sozialängstliche Einstellung scheint zudem mit körperlichem Distanzierungsverhalten verbunden zu sein, so daß sie wenig Blickkontakte aufnehmen und betonte räumliche Distanz zum Gegenüber halten. Wie bei anderen Phobien erkennen die Patienten selbst, daß ihre sozialen Befürchtungen übertrieben oder unangemessen sind, können ihre Angst aber nicht unterdrücken. Als generalisierte Sozialphobie wird die Ausdehnung auf zahlreiche und unterschiedlichste kommunikative Situationen bezeichnet. Die Patienten sind nicht mehr in der Lage, ein freies Gespräch zu führen, sich in einer Gruppe unbefangen zu verhalten, Verabredungen einzuhalten, sich Vorgesetzten gegenüber zu behaupten. Die Sozialphobie stellt dann eine schwere Beeinträchtigung in weiten Lebensbereichen dar.

Orientierungsfrage

»Fürchten oder vermeiden Sie Situationen, in denen Sie von anderen Menschen beobachtet werden könnten, wie z. B. öffentliches Sprechen, Zusammenkünfte, Parties oder Gespräche?«

Diagnosekriterien der Sozialphobie (modifiziert/gekürzt nach DSM-IV)

Kriterium A: Starke, anhaltende Angst vor sozialen oder Leistungssituationen, bei denen andere/fremde Personen anwesend sind, deren Urteil demütigend/peinlich sein könnte.

Kriterium B: Solche sozialen Situationen rufen Angst bis zu situationsabhängiger Panikattacke hervor.

Kriterium C: Die Angst wird als übertrieben oder unbegründet erkannt.

Kriterien D, E: Die sozialen oder Leistungssituationen werden gemieden/nur mit Angst toleriert. Das Vermeidungsverhalten beeinträchtigt soziale, berufliche und andere Lebensbereiche erheblich.

Kriterium F: Bei Jugendlichen unter 18 Jahren dauert die Phobie mindestens 6 Monate.

Kriterien G, H (Ausschlußkriterien): Angst- und Vermeidungsverhalten sind nicht Ausdruck von Substanzeinwirkung oder einer anderweitigen medizinischen oder psychiatrischen Grunderkrankung. Die generalisierte Sozialphobie umfaßt nahezu alle sozialen Situationen.

Prävalenz und Verlauf

Aufgrund der nicht seltenen sozialen Ängstlichkeit in bestimmten Bereichen und Lebensabschnitten (z. B. im Pubertätsalter) ist die Häufigkeit der klinisch relevanten Sozialphobie nur schwer einzuschätzen. Nach epidemiologischen Studien liegt die Lebenszeitprävalenz zwischen 3 und 13 %. Redeangst in der Öffentlichkeit schildert mehr als jeder fünfte. Ein Behinderungsgrad der sozialen Phobie wird aber nur bei etwa 1–2 % der Bevölkerung angetroffen. Die Sozialphobie war lange Zeit nicht als eigenständiges Krankheitsbild anerkannt und stellt auch heute noch eine eher seltene, vermutlich unterschätzte klinische Diagnose dar.

Die Sozialphobie zeichnet sich bereits in der Kindheit ab, manifestiert sich meist im Pubertätsalter und ohne erkennbare psychodynamische Konflikte. Fast immer scheint eine selbstunsichere Persönlichkeit zugrunde zu liegen. Die Patienten sind eher introvertiert, wenig durchsetzungskräftig, gleichzeitig besonders empfindlich gegenüber Kritik und Beurteilung durch andere. Die Schwierigkeit, Freunde zu gewinnen und sich in eine Gruppe einzufügen sowie die negative Einschätzung ihres tatsächlichen Leistungsvermögens kann eine lebenslange Behinderung im persönlichen und beruflichen Bereich bedeuten. Die psychosozialen und möglicherweise auch medizinischen Konsequenzen im Langzeitverlauf sind aber noch kaum untersucht worden.

Differentialdiagnose

Die Abgrenzung der Sozialphobie von den agoraphoben Vermeidungs-
und Rückzugstendenzen kann manchmal schwierig sein. Die Agoraphobie
mit Panikattacken stellt gewissermaßen das buntere und stark appellative
Krankheitsbild mit einem meist klar umrissenen Beginn dar gegenüber
dem eher farblosen, nach innen gewandten Bild der Sozialphobie mit un-
merklicher, allmählicher Entwicklung schon seit der Kindheit. Überschneidungen der beginnenden Sozialangst sind möglich mit Trennungsangst, vor allem bei Kindern. Ganz besonders wichtig ist – nicht zuletzt
wegen der besonderen Behandlungsanforderungen – die Abgrenzung der
Sozialphobie von anderen psychiatrischen Erkrankungen, wie depressiven
Verstimmungszuständen und der zwar seltenen, aber oft verkannten Schi-
zophrenia simplex. Darüber hinaus sind auch die vermeidend-selbstunsi-
chere oder schizoide Persönlichkeitsstörung, u. U. auch ein schizophrener
Defektzustand, abzugrenzen. Angst und Meidung sozialer Situationen
kommen im übrigen bei vielen anderen psychiatrischen Erkrankungen
vor, klingen aber mit der Remission der Grunderkrankung ab. Sozialpho-
bisches Verhalten kann sich auch im Rahmen körperlicher Behinderungen
und entstellender Deformationen einstellen und die Krankheitsbewältigung zusätzlich erschweren.

7.2.2.3
Ausbildungs- und Berufsängste, Schulverweigerung, Prüfungs-, Erfolgs- und Arbeitsphobien
(Diese Angstformen können nach den psychiatrischen Klassifikationssystemen (ICD-10/DSM-IV) nicht dokumentiert werden; ggf. Kodierung unter spezifische Phobie F 40. x oder NNB F 40.8/F 40.9)

Kurzbeschreibung: Ausbildungs- und Berufsängste stellen in Hinblick auf das gesellschaftliche Leitziel einer adäquaten beruflichen Tätigkeit aller Erwachsenen eine schwere Belastung dar. Bei der Schulphobie bleiben die Kinder aus Angst vor der Schule tageweise oder ganz zu Hause und leiden zumeist auch unter vielfältigen körperlichen Angstsymptomen. Prüfungsängste konkurrieren mit der geforderten Leistung und können eine Ambivalenz zwischen aufgabengerichtetem und aufgabenblockierendem, von negativer Selbsteinschätzung bestimmtem Verhalten ausdrücken. Die Erfolgsphobie tritt paradoxerweise gerade beim Erreichen lang verfolgter Berufs- oder Lebensziele auf. Die Arbeitsphobie stellt das Äquivalent des Erwachsenenalters zur Schulphobie des Kindes- oder Jugendalters dar und führt zu ängstlichen Vermeidungen im Beruf und am Arbeitsplatz. Eine schwere konkrete Bedrohung stellt demgegenüber die Arbeitslosigkeit dar, die vor allem bei längerer Dauer bei den Betroffenen – manchmal auch bei Ehepartnern und Kindern – mit erhöhter Angst, Depression und Suizidrate, mit psychosomatischen Störungen, gehäuften ärztlichen Konsultationen und Hospitalisationen verbunden ist, wodurch auch die Wiedereingliederung erschwert ist.

Klinisches Erscheinungsbild

Schulverweigerung und Schulphobie: Angst und körperliche Mißempfindungen vor dem Schulbesuch kommen besonders bei kleineren Kindern nicht selten vor, Schulverweigerung und ausgeprägte Schulphobie sind eher selten. Bei Schulphobie klagen die Kinder vor dem Schulbesuch über diverse körperliche Beschwerden (Müdigkeit, Schmerzen, Unwohlsein), trödeln herum, wollen sich nicht anziehen, nicht waschen und frühstücken. Schon auf dem Schulweg oder beim Betreten des Schulgebäudes tritt dann oft eine panische Angst auf. Dabei wirken die Kinder zuweilen desorientiert und verwirrt und klammern sich an die Eltern. Die Spannung klingt rasch ab, wenn den Kindern der Schulbesuch tatsächlich erspart bleibt. Die Kinder sind aber auch zu Hause nicht völlig gelöst, scheinen vom »Schreckgespenst der Schule« gefangen oder befürchten, etwas Unbestimmtes, Schreckliches könnte passieren. Meist ist es aber weniger das »In-der-Schule-Sein«, als das »In-die-Schule-Gehen«, was die Kinder ängstigt. Zu Hause heften sich die Kinder an die Mutter, lassen sie nicht aus den Augen, wollen sie am Weggehen hindern. Zuweilen ziehen sie sich zurück und sitzen ohne Beschäftigung herum. Am Wochenende tauen sie etwas auf, erst in den Ferien scheinen sie richtig aufzuleben. Eine einheitliche Ursache der Schulphobie gibt es nicht, überbesorgtes Verhalten der Mütter, geringes familiäres Engagement der Väter, in neuer Zeit auch des allein erziehenden Elternteils, scheinen eine Rolle zu spielen.

Prüfungsangst und Prüfungsphobie: Prüfungen sind Wissens- und Verständnis-, aber auch Belastungstests. Leichte Prüfungsangst scheint für das Prüfungsergebnis eher von Vorteil zu sein; schwere Prüfungsangst kann so stark behindern, daß das mögliche Ergebnis oder die Prüfung überhaupt verfehlt werden. Die gewissermaßen normale Prüfungsangst wird daher von der insgesamt seltenen Prüfungsphobie unterschieden. Die sog. Testangst (»test-anxiety«) stellt lediglich eine experimentelle Variante, nämlich die Angstprovokation bei psychoexperimentellen Untersuchungen – meist freie Rede vor einem Auditorium – dar. Eine behindernde Prüfungsangst kommt bei etwa jedem zehnten Schüler oder Studenten vor; sie tritt in der Prüfungssituation selbst auf und blockiert damit die mögliche Leistung. Prüfungsangst scheint vor allem durch ein ambivalentes, gewissermaßen unentschlossenes Prüfungsverhalten gekennzeichnet. Der Prüfling scheint mehr den Mißerfolg meiden, als den Erfolg suchen zu wollen. Seine Ängstlichkeit führt zu mangelnder Konzentration auf die Aufgabenstellung. Er sorgt sich um seine mutmaßliche Leistung, grübelt über die Chancen von Mitbewerbern nach und tendiert bei der Aufgabenlösung zu Wiederholungszwängen. Er versucht die Prüfung in einer Vermeidungshaltung hinter sich zu bringen und wird so leicht Opfer der eigenen Unentschlossenheit. Selbstbezogenheit und geringe Aufgabenkonzentration werden daher häufig als der eigentliche Grund der phobischen Prüfungsverfehlung betrachtet. Das Prüfungsverhalten spiegelt dann den häufig schon zuvor angstbesetzten und ambivalenten Lern- und Arbeitsstil des Prüflings wider. Prüfungsängste stellen sich oft als die Fortsetzung von Schul- und Leistungsstörungen und im weiteren Sinne einer angstbesetzten sozialen Eingliederung dar. Häufig soll eine Diskrepanz zwischen hohen Anforderungen und tatsächlicher Leistungsmotivation vorliegen, oft haben die Betroffenen früher zu wenig konkrete Hilfe bei ihren Lern- und Schulproblemen erfahren.

Erfolgsphobie: Die Erfolgsphobie stellt die paradoxe Angstreaktion beim Erreichen eines beruflichen Erfolges oder anderer, über lange Zeit verfolgter Lebensziele dar. Der Erfolg kann gewissermaßen nicht akzeptiert werden. Die Erfolgsphobie tritt in Situationen mit beruflichem Verantwortungszuwachs und mit dem Erreichen der angestrebten beruflichen Position auf, der sich der Betroffene dann trotz ausreichender Qualifikation nicht gewachsen fühlt. Argwöhnisches oder selbstquälerisches Verhalten, überflüssige Vergewisserungen, die Flucht in Erholungsurlaube und psychosomatische Beschwerden sind mögliche Ausweichmanöver. Die Erfolgsangst ist ursprünglich ein tiefenpsychologisches Konzept, nämlich die Wiederholung der (ödipalen) Konkurrenzsituation, den Vater zu erreichen oder übertreffen zu wollen; Erfolg wird dann als etwas Unverdientes oder Schuldhaftes erlebt. Die Erfolgsangst dürfte auch in anderen Lebensbereichen eine Rolle spielen. Bei sog. »Lebenspartnerschaft« kann das Vermeiden des formalen Eheschlusses (obschon eheähnliche juristische und wirtschaftliche Absicherungen beansprucht werden), bei Frauen die Angst, sich den Kinderwunsch zu erfüllen, auf diese Weise motiviert sein.

Arbeitsphobie und Berufsängste: Während die Arbeitsphobie eine unangemessene Angstreaktion auf Arbeitsplatzverhältnisse ist, sind die vielfältigen Berufsängste in den realen, ungünstigen oder auch schwer belastenden Betriebsverhältnissen zu suchen. Da der Arbeitsplatz keineswegs nur der beruflichen Betätigung und der Einkommenssicherung dient, sondern auch Ort sozialer Kommunikation und gesellschaftlicher Anerkennung ist, stellen Gefährdungen des Arbeitsplatzes oder gar ein Arbeitsplatzverlust eine der schwersten Belastungen dar.

Bei der *Arbeitsphobie* führt schon die Absicht oder die Vorstellung, den Arbeitsplatz aufzusuchen oder arbeiten zu müssen, zu Angstattacken und psychosomatischen Beschwerden. Häufiger sind jedoch angstbesetzte Arbeitsvermeidungen, die aus beruflicher Tätigkeit mit zu geringer Identifikation resultieren. Die Arbeit wird monoton, ohne Engagement verrichtet. Die Arbeitshemmungen werden sichtbar in Unlustgefühlen, innerer Spannung, Nervosität und Ausweichverhalten (träumen, grübeln, rauchen, trinken und naschen) oder in unkonzentriertem Arbeiten, im Aufschieben von Terminarbeiten und überflüssigen Ordnungszwängen oder sie schlagen sich in Zuspätkommen, gehäuften Abwesenheiten, Rückzugstendenzen, Unaufmerksamkeit, Arbeitsunfällen und gehäuften Krankmeldungen nieder. Drogen- und Alkoholmißbrauch verhindern oft zusätzlich eine aktive Bewältigung der primär angstbedingten Arbeitshemmung.

Arbeitslosigkeit: Arbeitslosigkeit stellt – besonders bei geringer Aussicht auf Wiederbeschäftigung (lange Dauer, Massenarbeitslosigkeit) – eine schwere psychosoziale Bedrohung mit vielfältigen negativen gesundheitlichen Konsequenzen dar, und zwar nicht nur beim Betroffenen selbst, sondern häufig auch bei abhängigen Angehörigen. Schon die Arbeitsplatzunsicherheit bei drohenden Kündigungen hat negative gesundheitliche Konsequenzen auch bei den nicht betroffenen Mitarbeitern. Umfangreiche Studien in westlichen Industriestaaten (z. B. »Work in America«, Europaratstudie) haben die psychischen und psychosomatischen Folgen von Arbeitslosigkeit, von der WHO als »epidemiologische Katastrophe« gewertet, eindeutig belegt. Der Arbeitsplatz vermittelt soziale Kontakte, gemeinsame Ziele und (meist über den Gelderwerb) Berufsprestige und strukturiert generell den Lebensablauf. Das Herausfallen aus diesen Kommunikationsstrukturen stellt daher für die Mehrzahl der Betroffenen eine existentielle Bedrohung dar, so daß das Auftreten von Angst, Depressivität und psychosomatischen Beschwerden unmittelbar evident erscheint. Der Verlauf der mit Arbeitslosigkeit verbundenen Symptomentwicklung scheint außerdem das kognitive Modell der Angst- und Depressionsentstehung zu bestätigen, wonach die Hilflosigkeit der anfänglichen Situation Angst auslöst, die zusätzliche Aussichtslosigkeit aber in resignativ-depressive Reaktionen mündet (»helplessness« und »hopelessness«). Als psychosoziale Folgen der Arbeitslosigkeit werden entsprechend anfänglich eher Ängstlichkeit, Reizbarkeit, Nervosität, Konzentrations- und Schlafstörungen, später dagegen auch depressive und psychosomatische Störungen und zunehmend beeinträchtigtes Selbstwertgefühl festgestellt. In epidemiologischen Studien korrelierte der Anstieg der Arbeitslosenrate (meist nach einem gewissen Intervall) mit der Zunahme von psychiatrischen Hospitalisationen, Suizidversuchen und erfolgten Suiziden, alkoholischen Folgekrankheiten, evtl. auch Herz-Kreislauf-Erkrankungen. Bei abhängigen Angehörigen von Arbeitslosen fanden sich mit Verzögerung vergleichbare Symptome, so bei den Kindern von Arbeitslosen ein deutlich geringeres Selbstwertgefühl, ängstlich depressive Reaktionen, geringere Belastbarkeit und Rückzugstendenzen. Bei jugendlichen Arbeitslosen ist auch ein riskanteres Gesundheitsverhalten festzustellen mit Rauchen, Alkoholkonsum, ungeregeltem

Schlaf und geringer körperlicher und sportlicher Betätigung. Psychosoziale Prävention (z. B. Tagesstrukturierung, Aufrechterhaltung von Sozialkontakten und außerberuflichen Aktivitäten) ist daher im Zeitraum bis zu einer beruflichen Wiedereingliederung außerordentlich wichtig. Der Arzt kann hier dazu beitragen, daß die gesundheitlichen Folgen der Arbeitslosigkeit gemindert werden.

7.2.2.4
Spezifische Phobie (ICD-10 F 40.2, DSM-IV 300.29)

Kurzbeschreibung: Spezifische Phobien sind ausschließlich durch bestimmte Objekte und Situationen ausgelöste Ängste. Die oft heftige, panikartige Angst ist in Relation zur meist geringen Bedrohlichkeit der befürchteten Objekte und Situationen unverhältnismäßig und nicht durch willkürliche Kontrolle, sondern nur durch Vermeidung zu verhindern.

Ähnliche Begriffe: Einfache Phobie, Objektphobie, Situationsphobie (spezielle Begriffe s. Tabelle 7.3)

Klinisches Erscheinungsbild

Die phobische Angst, nicht selten in der massiven Form einer »situationsinduzierten Panikattacke«, tritt fast immer unmittelbar mit der Konfrontation des befürchteten Objektes oder der befürchteten Situation auf. Als bedrohlich erlebt werden mögliche Schädigungen (z. B. potentiell gefährliche Tiere, große Höhen, enge Räume) oder das Eintreten eines Kontrollverlustes, einer Ohnmacht oder einer Verletzung (z. B. Injektionsnadel, »Metzgersohnmacht«). Die Angststärke hängt meist von der Intensität der Konfrontation (massive Angst bei plötzlicher und »hautnaher« Konfrontation mit dem phobischen Objekt, z. B. Spinne) und von der Möglichkeit ab, der gefürchteten Situation entfliehen zu können (verschlossene U-Bahntüren, Sitzplatz in Theatermitte, Steckenbleiben des Aufzugs zwischen den Stockwerken). Die Betroffenen erkennen ihre phobische Reaktion als unangemessen, können sie aber nur durch Vermeidung von Objekt oder Situation kontrollieren. Auch die vorsätzliche Konfrontation mit einer phobischen Situation kann nur mit starker Angst überstanden werden.

Phobische Ängstlichkeit ist schon bei Kindern häufig. Dabei fällt auf,
daß sich gerade die Befürchtungen von Kindern auf bestimmte Naturob-
jekte (wie Spinnen, Schlangen, Raubtiere, große Höhen, Dunkelheit) kon-
zentrieren, wogegen sie technische Gefahren kaum einzuschätzen wissen.
Auch Erwachsene halten gewöhnlich den Spaziergang im nächtlichen Wald
für gefährlicher als den durch nächtliche Großstadtstraßen. Behindernde
spezifische Phobien sind jedoch relativ selten. Sie spielen eher im Zusammenhang mit anderen Angstformen, insbesondere bei Kommunikations-
phobien, eine Rolle. Das (vorwiegend psychologische) Interesse an den
spezifischen Phobien ist vor allem auf ihren lerntheoretischen Modellcha-
rakter zurückzuführen.

Zu phobischen Objekten und Situationen können mehr oder weniger alle Gegenstände, Lebewesen und Ereignisse werden, so daß die früheren
Klassifikationsversuche phobischer Auslöser wenig hilfreich sind (Tabelle 7.3).

Neueste Klassifikationen unterscheiden einige Subtypen von Phobien,
um den Inhalt von Angst und Vermeidung näher kennzeichnen zu können,

Tabelle 7.3. Historische Bezeichnungen einiger Objekt- und Situationsphobien

Agoraphobie	– Furcht vor öffentlichen Plätzen
Anthrophobie	– Furcht vor Menschen
Xenophobie	– Furcht vor Fremden
Dysmorphophobie	– Furcht vor ästhetischer Entstellung
Erythrophobie	– Furcht vor eigenem Erröten
Zoophobie	– Furcht vor Tieren
Arachnophobie	– Furcht vor Spinnen
Herpetophobie	– Furcht vor Schlangen
Equinophobie	– Furcht vor Pferden
Klaustrophobie	– Furcht vor beengten Räumen
Akrophobie	– Furcht vor großen Höhen
Hydrophobie	– Furcht vor Wasser
Pyrophobie	– Furcht vor Feuer
Keraunosphobie	– Furcht vor Gewitter
Dromosiderophobie	– Eisenbahnfurcht
Mysophobie	– Furcht vor Beschmutzung
Dezidophobie	– Entscheidungsfurcht
Taphophobie	– Furcht vor Scheintod

nämlich den Tiertypus (z. B. Insekten, bedrohliche Tiere), den Umwelttypus (z. B. Feuer, große Höhen), den Verletzungstypus (z. B. Spritzen, Blut), den situativen Typus (z. B. Verkehrsmittel, Tunnel, Fahrstuhl) sowie einen Resttypus (anderweitige phobische Situationen). Auch Phobien unterliegen zeitgeschichtlichen Einflüssen, wie sich beispielsweise am Wandel der Krankheitsängste von der früheren Syphilophobie zur jetzigen Karzino-, Infarkt- und Aids-Phobie und der Technikängste von der »Dromosiderophobie« (Furcht vor dem »Eisenroß« oder Eisenbahnfurcht) zur Flugphobie und anderen modernen Technikphobien ablesen läßt. Wie alle Ängste können auch Phobien gelegentlich »ansteckend« wirken und zu unangemessenen Angstreaktionen von Gruppen führen.

Eine bemerkenswerte Phobieform (bei Zunahme sowohl von Flugreiseverkehr wie auch Flugunfällen) ist die Flugphobie. Diese betrifft nämlich, wie man glauben könnte, nicht nur Passagiere, sondern auch Piloten, wenn auch bevorzugt Militärpiloten. Dabei spielen allerdings unterschiedliche Entstehungsmechanismen eine Rolle. Bei der Flugreisephobie (der Passagiere) stehen Informations- und Erfahrungsmangel im Vordergrund. Oft besteht die eher vage Vorstellung der Unzuverlässigkeit des Flugmaterials oder von Pilot und Besatzung. Banale Anzeigen oder Durchsagen, Änderungen des Geräuschpegels etc. werden dann als bedrohliche Warnzeichen mit starker Angst erlebt. Die Flugphobie der Piloten dagegen entwickelt sich aus tatsächlich erlebten bedrohlichen Flugereignissen heraus, wie etwa nach bedrohlichen technischen Zwischenfällen, Beinah-Zusammenstößen oder katastrophalen Erlebnissen bei Kollegen. Die phobischen Befürchtungen der Piloten erstrecken sich dann auf ganz spezifische Bedingungen, wie das Fliegen mit bestimmten Flugzeug- oder Hubschraubertypen, Anfliegen bestimmter Flugplätze, Landeanflug etc. Die Prognose der Flugphobie bei Piloten ist dabei um so ungünstiger, je größer ihre Flugerfahrung ist.

> ### Orientierungsfrage
>
> Orientierungsfrage: »Lösen bestimmte Dinge oder Aktivitäten (wie z. B. Tiere, Höhen, Flugreisen oder den Anblick von Blut und Verletzungen) bei Ihnen heftige Angst aus, so daß Sie diese möglichst vermeiden wollen?«

> **Diagnosekriterien der spezifischen Phobie (modifiziert/gekürzt nach DSM-IV)**
>
> **Kriterium A:** Anhaltende Angst vor bestimmtem Objekt oder bestimmter Situation.
>
> **Kriterium B:** Die Konfrontation mit phobischem Objekt/Stimulus ruft fast unvermeidlich eine sofortige Angstreaktion hervor.
>
> **Kriterium C:** Objekt oder Situation werden gemieden oder nur mit intensiver Angst überstanden.
>
> **Kriterium D:** Angst und Vermeidungsverhalten beeinträchtigen weite Lebensbereiche und Beziehungen und verursachen erhebliches Leiden.
>
> **Kriterium E:** Die Angst wird als übertrieben oder unvernünftig erkannt.
>
> **Kriterium F (Ausschlußkriterien):** Auszuschließen sind Zwangsgedanken, traumatisches Wiedererinnern, Spontanängste und die ängstliche Überbesorgtheit der Sozialphobie.

Prävalenz und Verlauf

Die Lebenszeitprävalenzraten werden mit etwa 10 % angegeben, hängen allerdings stark von der Einschätzung des Beeinträchtigungsgrades ab. Die Mehrzahl der phobischen Ängste ist ohne Krankheitswert. Spezifische Phobien scheinen vorwiegend in der Kindheit und im jüngeren Erwachsenenalter zu beginnen. Einen frühen Beginn haben vor allem Umwelt- und Tierphobien, die übrigen Phobien entwickeln sich meist nach der Pubertät.

Differentialdiagnose

Spezifische Phobien sind durch ihre strenge Objekt- und Situationsbindung vom Paniksyndrom mit Agoraphobie unterschieden. Spezifische Phobien können allerdings auch bei den Kommunkationsphobien wie Agoraphobie und Sozialphobie vorkommen. Patienten mit spezifischen Phobien entwickeln selten – vermutlich wegen der Vermeidbarkeit der phobischen Objekte – die für Paniksyndrom charakteristischen Erwartungsängste.

Spezifische Phobien können gelegentlich bei anderen psychiatrischen Erkrankungen vorkommen. Zwangsgedanken, die oft Verletzungsvorstellungen beinhalten, fehlt ebenso wie den Befürchtungen depressiver Patienten eine situative Anbindung. Patienten mit Hypochondrie fürchten erkrankt zu sein; phobische Patienten fürchten, sich eine Erkrankung zuzuziehen. Wahnhaften Befürchtungen bei Schizophrenie fehlen Realitätsbezug und distanzierende Einsicht. Phobische Kranke erkennen das Mißverhältnis zwischen Angst und Bedrohung.

7.2.3
Angst und Zwänge (ICD-10 F 42.x, DSM-IV 300.3)

Kurzbeschreibung: Zwänge sind aufgezwungene, persönlichkeitsfremde, willentlich nicht kontrollierbare Stereotypien. Sie können sich als Zwangsvorstellungen (»obsessions«) auf den kognitiven Bereich und als repetitive oder ritualisierte Verhaltensmuster (»compulsions«) auf den motorischen Bereich beschränken, treten jedoch zumeist gemeinsam auf. Zwangsvorstellungen sind vorwiegend angstauslösend, Zwangshandlungen sind vorwiegend angsthemmend. Die Angstkomponente in Zwangsritualen zeigt sich in der häufig panischen Angst bei Verhinderung eines Zwangsverhaltens. Zwänge werden als unsinnig erkannt, sind meist unkontrollierbar und haben Krankheitswert durch die oft exzessive zeitliche Inanspruchnahme des Patienten.

Ähnliche Begriffe: Zwangskrankheit (Berücksichtigung somatischer Faktoren), Zwangsgedanken, Zwangsverhalten.

Klinisches Erscheinungsbild

Zwangsgedanken und Zwangsvorstellungen drängen sich spontan, ohne Objekt- oder Situationsbindung auf und sind daher (ähnlich wie die spontan auftretenden Panikattacken) nicht vermeidbar. Sie erscheinen auch dem Patienten selbst aufgezwungen, wesensfremd, unkontrollierbar und nicht dem normalen gedanklichen Ablauf entsprechend. Sie »drängen sich« häufig und langanhaltend auf und können zuweilen den Großteil des Tages in Beschlag nehmen. Die Inhalte der Zwangsvorstellungen sind stets unangenehm, meist ängstigend bis erschreckend und beziehen sich häufig auf Verletzungen, Unfälle, Erkrankungen, Katastrophen oder Gewalttaten, an denen nahestehende Personen beteiligt sind. Die Befürchtungen werden konkret und bildhaft realistisch erlebt. Manchmal drängen sich stereotype Sätze, Verse, Melodien oder » Wenn-dann-Vorstellungen« auf. Besonders beeinträchtigend sind Zwangsvorstellungen mit fremd- oder autoaggressiven Inhalten, z. B. die Vorstellung, jemanden beleidigen, verletzen, sexuelle Gewalt antun oder töten zu müssen, sich selbst oder andere vor ein Auto, vor einen Zug zu werfen, vom Turm zu stürzen, Verpöntes, Obszönes oder Blasphemisches auszusprechen oder auszuführen. Solche aggressiven *Zwangsimpulse* werden jedoch praktisch nie verwirklicht. Die Patienten, die diese Vorstellungen und Impulse als unsinnig und wesensfremd empfinden, reagieren oft mit schweren Versagensängsten und Schuldgefühlen.

Zwangshandlungen sind sich wiederholende, meist stereotype Verhaltensabläufe, gelegentlich auch gedankliche Ritualisierungen und Ordnungszwänge. Zwangshandlungen stehen häufig im direkten Zusammenhang mit den Zwangsvorstellungen und werden zur Abwehr der angstauslösenden Zwangsgedanken ausgeführt. Die enge Beziehung zwischen Zwangshandlung und Zwangsvorstellung wird auch darin sichtbar, daß beim Versuch, eine Zwangshandlung zu unterlassen, zunehmende Angst auftritt, die umgekehrt mit der Ausführung der Zwangshandlung wieder abklingt. Die Angst verstärkt und fixiert damit die Verhaltenszwänge. Häufige Zwangshandlungen sind Wiederholungs-, Kontroll-, Reinigungs- und Vermeidungszwänge, zwanghafte Verlangsamung und überzogene Genauigkeit. Bei Kontrollzwängen müssen Handlungen oder Unterlassungen wegen der vermuteten bedrohlichen Konsequenzen (z. B. Strom abschalten, Haustür verschließen) immer wieder überprüft werden. Auch die gewissenhafteste Kontrolle schützt nicht vor weiteren Zweifeln. Bei Reinigungszwängen wird eine reale (Schmutz, Infektion) oder symbolische Verunreinigung (Versündigung) befürchtet. Die Patienten waschen die Hände oder baden bis zu Hautschädigungen, lassen »kontaminierte« Kleidungsstücke reinigen. Bei Vermeidungszwängen müssen oft langdauernde Entlastungsrituale ausgeführt werden. Bei zwanghaften Verlangsamungen kommt es zu zeitlupenhaft verlangsamtem Verhalten. Ordnungszwänge können sich auf die Systematisierung gedanklicher Inhalte beziehen, z. B. Rechenoperationen in einer bestimmten Reihenfolge auszuführen oder die Zeit durch bestimmte Zahlenabfolgen zu strukturieren.

Die Zwänge können bei zunehmender Ausgestaltung allmählich Großteile des Tages beanspruchen und damit eine schwerste Behinderung in nahezu allen Lebensbereichen bedingen. Durch die Wechselwirkungen von Angst, Verhalten und gedanklichen Inhalten entsteht dann ein schwer zu durchbrechender Symptomverstärkungskreis.

Orientierungsfrage

»Gibt es unangenehme oder unsinnige Gedanken oder Handlungen, die Sie nicht aus ihrem Kopf verbannen können, bzw. die Sie immer wieder ausführen müssen, auch wenn Sie versuchen, sich dagegen zu wehren?«

Diagnosekriterien für Zwangssyndrome (modifiziert/gekürzt nach DSM-IV)

Kriterium A: Zwangsphänomene
1. *Zwangsgedanken*
   - Wiederkehrende und anhaltende Gedankenimpulse oder Vorstellungen, die als aufdringlich und unangemessen empfunden werden und starke Angst und Unbehagen hervorrufen.
   - Es handelt sich nicht nur um übertriebene Sorgen über reale Lebensprobleme.
   - Es wird versucht, die Zwangsgedanken zu ignorieren, zu unterdrücken, zu neutralisieren.
   - Zwangsgedanken sind ein Produkt »des eigenen Geistes«.
2. *Zwangshandlungen*
   - Wiederholte Verhaltensweisen oder gedankliche Handlungen, die als Reaktion auf einen Zwangsgedanken oder durch strenge Maßregeln aufgezwungen sind.
   - Verhaltensweisen oder gedankliche Handlungen verhindern, reduzieren, verzögern gefürchtete Ereignisse oder Situationen; sie stehen aber in keinem realistischen Bezug zu dem, was sie verhindern sollen, sind deutlich übertrieben.

Kriterium B: Patient hat die Zwangsphänomene als übertrieben und unbegründet erkannt.

> **Kriterium C:** Die Zwangsphänomene verursachen erhebliche Belastung, sind zeitaufwendig, beeinträchtigen Beziehungen, berufliche und andere Aktivitäten.
>
> **Kriterium D/E** (Ausschlußkriterien): Ausschluß eines Zwangssyndroms, wenn sich Zwangsgedanken/Zwangsverhalten auf andere psychiatrische Störung beziehen (z. B. Anorexie, Dysmorphophobie) oder auf Substanzeinwirkung oder körperliche Grunderkrankung zurückzuführen sind.

Prävalenz und Verlauf

Die Lebenszeitprävalenz liegt nach epidemiologischen Studien bei 2,5 %. Das Zwangssyndrom beginnt im Jugend- oder frühen Erwachsenenalter, ausnahmsweise schon in der Kindheit. Männer erkranken etwas früher als Frauen. Der Beginn ist oft unmerklich, der Verlauf insgesamt chronisch, bei einem Teil der Patienten auch mit rezidivierenden Verschlimmerungen.

Differentialdiagnose

Das pathologische Zwangssyndrom ist von der Normvariante leichter Zwangsphänomene vor allem durch das Ausmaß der subjektiven Beeinträchtigung und der objektiven Behinderungen abzugrenzen. Übertriebene Besorgnis und Befürchtungen, die diese in die Nähe von Zwangsgedanken rücken, kommen bei verschiedenen anderen psychiatrischen Erkrankungen vor, wie beim generalisierten Angstsyndrom, der Hypochondrie und den körperbezogenen Phobien (Herzphobie, Dysmorphophobie). Die wichtigste Differentialdiagnose ergibt sich zwischen Zwangsphänomenen und Depressionen, da beim Zwangssyndrom depressive Verstimmungszustände und umgekehrt Zwangsphänomene auch bei Major-Depression vorkommen. Die Zwangsvorstellungen und Grübeleien bei Depression stehen dann in engem Zusammenhang mit den depressiven Schuldideen und Insuffizienzgefühlen. Beim Zwangssyndrom sind die depressiven Verstimmungszustände meist mit der Ausprägung der Zwangssymptome verbunden. Andere charakteristische Symptome der Major-Depression fehlen. Bei Schizophrenie können Wahngedanken (z. B. aggressiven Inhalts), an Zwangsvorstellungen, Bizarrerien an Zwangsrituale erinnern. Krankheitseinsicht ist meist nicht gegeben. Zwangsphänomene bei zerebralen Erkrankungen, z. B. bei manchen Enzephalitiden oder komplex-fokalen Anfällen, weisen zugeordnete neurologische oder neuro-psychologische Störungen auf. Beim Tourette-Syndrom kommen neben Zwangssymptomen auch sog. Ticks vor. Zwangsrituale bei residualer Hirn-schädigung sollen häufige bizarre Verhaltensmuster bieten, beim Zwangs-syndrom dagegen eher normale Alltagsaktivitäten imitieren. Sonstiges zwanghaftes Verhalten (z. B. bei Eßstörungen, pathologischem Spielen, Drogenabhängigkeit) wird nicht den Zwangsphänomenen zugerechnet.

7.2.4
Die verselbständigte, belastungsinduzierte Angst

7.2.4.1
Akutes Belastungssyndrom (akute Belastungsstörung)
(ICD-10 F 43.0, DSM-IV 308.3)

Kurzbeschreibung: Als akutes Belastungssyndrom wird (nach neue-ster Klassifikation) das vorübergehende Auftreten von Angst, »disso-ziativen« und anderen Symptomen nach einem extrem traumatischen Ereignis verstanden. Es handelt sich somit um ein akutes Angstsyn-drom mit charakteristischen Begleitsymptomen, das teils in der Schwere des Bedrohungsereignisses, teils in disponierenden Persön-lichkeitsfaktoren begründet ist und sich bei vergleichbarer Belastung nur bei einem kleineren Teil der Betroffenen entwickelt. Es ist noch nicht hinreichend klar, welche Faktoren zu dem vorübergehenden Be-lastungssyndrom und welche zur chronifizierten, posttraumatischen Streßkrankheit führen.

Ähnliche Begriffe: Aktuelle Krisenreaktion.

Klinisches Erscheinungsbild

Voraussetzung des akuten Belastungssyndroms ist per definitionem ein extremes traumatisches Ereignis (s. Abschn. 7.2.4.2, Tabelle 7.4). Das Be-schwerdebild tritt noch während oder unmittelbar nach dem Trauma auf und dauert mindestens einige Tage, längstens einige Wochen. Die akuten Angstsymptome können einer situativ induzierten Panikattacke mit den entsprechenden psychischen und körperlichen Angstsymptomen entsprechen. Als besonders charakteristisch gelten »dissoziative Symptome« wie Gefühl der Empfindungslosigkeit, Entfremdung von anderen Menschen, der Verlust emotionaler Ansprechbarkeit, eine Beeinträchtigung der Umweltwahrnehmung (»Verlust des Aufforderungscharakters der Umwelt«), Derealisation, Depersonalisation und eine sog. dissoziative Amnesie, die bestimmte Einzelheiten des belastenden Ereignisses aus der Erinnerung ausblendet. Das DSM-IV fordert außerdem mindestens ein Symptom, das auch die posttraumatische Belastungskrankheit charakterisiert, insbesondere das traumatische Wiedererinnern und die Vermeidung von Bedingungen, die an das Trauma erinnern könnten. Das akute Belastungssyndrom ist meist mit einem psychovegetativen Syndrom verbunden, einerseits mit vermehrter Reizbarkeit, Unkonzentriertheit und Schlafstörungen, andererseits mit Unruhe, Hypervigilanz und enormer Schreckhaftigkeit.

Orientierungsfrage

»Haben Sie schon einmal ein extrem belastendes oder lebensbedrohliches Ereignis erlebt, nach dem es Ihnen sehr schlecht ging, waren Sie z. B. Opfer einer Gewalttat oder einer Naturkatastrophe?«

Diagnosekriterien des akuten Belastungssyndroms (modifiziert/gekürzt nach DSM-IV)

Kriterium A: Konfrontation mit einem traumatischen Ereignis, das selbst erlebt oder beobachtet wurde und den möglichen Tod oder eine schwere Verletzung der eigenen oder anderer Personen beinhaltete und zu massiver Angst und Hilflosigkeit führte.

Kriterium B: Mindestens 3 der Symptome: Gefühl der Empfindungslosigkeit, Beeinträchtigung der bewußten Umweltwahrnehmung, Derealisation, Depersonalisation, dissoziative Amnesie.

Kriterium C: Traumatisches Wiedererinnern (wiederkehrende Bilder, Gedanken, Träume, Illusionen, Flash-back-Episoden, Wiedererleben des Traumas).

Kriterium D: Meidung von Bedingungen, die an das Trauma erinnern.

Kriterium E: Angstsymptome, erhöhtes Arousal, Hypervigilanz u. a.

> **Kriterium F:** Starke Beeinträchtigung in vielen Lebensbereichen.
>
> **Kriterium G:** Dauer mindestens 2 Tage, längstens 4 Wochen, Auftreten innerhalb von 4 Wochen nach dem Ereignis.
>
> **Kriterium H** (Ausschlußkriterien): Die Störung ist nicht bedingt durch Substanzeinwirkungen oder andere Grunderkrankungen. Auszuschließen sind kurze psychotische Störung und Verschlechterungen bei vorbestehenden Achse-I/II-Störungen.

Prävalenz und Verlauf

Die Prävalenz ist unbekannt. Der Verlauf dauert definitionsgemäß mindestens 2 Tage und längstens 4 Wochen. Bei längerer Dauer und Vorliegen der Zusatzsymptome des posttraumatischen Belastungssyndroms ist diese Diagnose zu stellen.

Differentialdiagnose

Von bestimmten Extrembelastungen (z. B. U-Bahnfahrer, die mit einem Suizidversuch durch Sprung vor die U-Bahn konfrontiert waren) ist bekannt, daß nur ein geringer Teil der Betroffenen ein Belastungssyndrom durchmacht, ein großer Teil aber vorübergehende psychische Beeinträchtigungen im Sinne einer Anpassungsstörung erlebt. Bei passageren psychotischen Symptomen nach einer Extrembelastung ist eine kurze psychotische Störung zu diagnostizieren. Bei Vorliegen von Symptomen einer Major-Depression ist zusätzlich zum Belastungssyndrom diese Diagnose zu stellen.

7.2.4.2
Posttraumatisches Belastungssyndrom
(posttraumatische Belastungsstörung)
(»posttraumatic stress disorder«, PTSD)
(ICD-10 F 43.1, DSM-IV 309.81)

Kurzbeschreibung: PTSD ist die schwere, langdauernde oder chronifizierte Angstkrankheit aufgrund außergewöhnlicher, exzessiver Belastungen. PTSD ist streng genommen keine primäre Angstkrankheit, sondern entwickelt sich aus der zunächst durchaus angemessenen und verständlichen Angst bei Überforderung der psychophysischen Anpassungsmechanismen aufgrund einer außergewöhnlich schweren Belastung. PTSD wird bestimmt einerseits durch die Prämisse der exzessiven, jede übliche menschliche Erfahrung überschreitende, lang- oder kurzdauernde Belastung und andererseits durch die daraus resultierenden psychophysischen Folgeschäden. Im akuten Stadium stehen die unmittelbaren Angstsymptome, im chronischen Stadium dagegen Angstvermeidungen und ein Zustand schwerer psychophysischer Erschöpfung und Leistungsunfähigkeit im Vordergrund. Diese Symptome gruppieren sich um das außerordentlich charakteristische Wiedererinnern und Wiedererleben der massiven Belastungsereignisse am Beginn der Erkrankung.

Ähnliche (frühere) Begriffe: »Unfallneurose«, »traumatische Neurose«

Klinisches Erscheinungsbild

Die Prämisse von PTSD ist das Erleben einer Extrembelastung, wie sie durch Gewalt, Terror und Krieg, aber auch durch Natur- und Technikkatastrophen, möglicherweise aber auch bei akuten und schwersten Erkrankungen und Behinderungen, vorkommt (Tabelle 7.4). Obwohl psychische Spätschäden nach schweren traumatischen Erfahrungen schon vor dem ersten Weltkrieg bekannt waren, sind deren Art und Ausmaß erst an den Holocaust-Opfern ins Bewußtsein gerückt. Dabei orientierten sich die diagnostischen Einordnungen teils an der Verfolgungssituation (z. B. KZ- oder Überlebendensyndrom), teils am Beschwerdebild (z. B. Entwurzelungsdepression, chronische progressive Asthenie). Der jetzige Begriff der posttraumatischen Belastungskrankheit entstand dagegen aus den Untersuchungen an Vietnamveteranen in den USA. Erst das diagnostische und statistische Manual psychischer Störungen der Amerikaner hatte eine umfassendere Definition für dieses Krankheitsbild getroffen, die mehrfach revidiert wurde. Als PTSD werden nunmehr die psychischen Folgeschäden nach kollektiven und individuellen Extrembelastungen bezeichnet. Außerdem können jetzt auch wieder so wesentliche Grundzüge wie z. B. akutes und chronisches Krankheitsstadium sowie reversible und irreversible Verlaufsformen berücksichtigt werden. PTSD ist aber immer noch ein psychologisch, neurobiologisch und therapeutisch zu wenig erforschtes Krankheitsbild. Hinsichtlich der Belastungssituationen scheint PTSD sich besonders dann zu entwickeln, wenn diese durch Menschen verursacht, d. h. mit aktiver Verfolgung und Terror und mit Zerstörung von Selbstwertgefühl und Selbstidentität verbunden waren. Noch kaum untersucht sind mögliche Folgen medizinischer Extrembelastungen, wie sie etwa bei Subarachnoidalblutung, anaphylaktischem Schock, ausgedehnten Verbrennungen, den schwersten Bewegungsbehinderungen bei hohen Querschnitten oder den progredienten neuromuskulären Erkrankungen vorliegen.

Das Beschwerdebild bei PTSD entspricht teilweise dem akuten Belastungssyndrom, unterscheidet sich von dieser aber durch den chronischen

Tabelle 7.4. Beispiele von PTSD-Extrembelastungen

1. **Individuelle Gewalt**
   Gewalt an Kindern, sexueller Mißbrauch, Vergewaltigung, Opfer anderer Gewalttaten, Augenzeugen von Gewaltverbrechen, Entführung

2. **Kollektive Gewalt**
   Zweiter Weltkrieg, Korea-, Vietnam-, Libanon-, Falkland-, Kambodscha-Kriege, Bürgerkriege (wie im ehemaligen Jugoslawien), staatlicher Terror, Geiselnahme, Folgegeneration der Holocaust- und Hiroshima-Opfer

3. **Naturkatastrophen**
   Erdbeben, Vulkanausbrüche, Dammbrüche, Großbrände, Blitzschlag

4. **Technikkatastrophen**
   Verkehrsunfälle, U-Bahnbrand, Flugzeug- und Helikopterunfälle, Schiffsunfälle, Nuklearunfälle, Chemie- und Elektrounfälle

5. **Körperliche und psychische Belastungen**
   Toxische Effekte, Opiatentzug, Anaphylaxie, Verbrennungen 3. Grades, Myokardinfarkt, schwerste Schmerzzustände, psychotisches Erleben

Verlauf. Leitsymptome sind das traumatische Wiedererinnern, Vermeidung aller Hinweissituationen, »emotionale Anästhesie«, Verlust der Zukunftsorientierung sowie psychovegetative Aktivierungsstörungen. Ganz besonders charakteristisch ist das »traumatische Wiedererinnern« und das Wiedererleben des Belastungsereignisses. Dieses drängt sich immer wieder spontan oder durch situative Assoziationen auf, ist konkret-realistisch, oft bildhaft-szenisch und vom damaligen Entsetzen begleitet. Das Wiedererinnern hat eine außerordentlich hohe Persistenz. Von den Überlebenden aus Vernichtungslagern wurde in Nachuntersuchungen nach mehr als 4 Jahrzehnten eine praktisch unveränderte Präsenz und Lebhaftigkeit der traumatischen Bilder berichtet, obschon andere Beschwerden im Laufe der Jahre besser bewältigt werden konnten. Die Wiedererinnerung kann auch in Form nächtlicher Alpträume auftreten. Gelegentlich kommt es auch zu Erinnerungsbruchstücken aus dem Belastungsereignis, die nicht weniger realistisch erlebt werden. Das Wiedererinnern kann auch provoziert werden durch äußere, scheinbar nebensächliche Umstände der Belastungssituation, wie etwa räumliche oder landschaftliche Gegebenheiten, damalige Witterungsbedingungen u. ä., aber auch durch symbolische Assoziationen (z. B. Gedenktage).

Eine schwere Beeinträchtigung in nahezu allen Lebensbereichen stellen die vielfältigen Vermeidungstendenzen dar. Die Patienten versuchen, das traumatische Wiedererinnern durch Meidung ähnlicher Ereignismerkmale zu unterdrücken. Umgekehrt bleiben manche Ereignismerkmale aus dem Gedächtnis ausgeklammert und können nicht bewußt erinnert werden. Die Patienten sind oft schwer beeinträchtigt durch den Verlust an Lebensfreude und Initiative. Zuweilen fühlen sie sich dem Leben nicht mehr zugehörig, sind von resignativer Grundhaltung und von unbestimmten Angst- und Schuldgefühlen beherrscht. Oft isolieren und entfremden sie sich von anderen, sogar von nächsten Angehörigen, sind unfähig, Emotionen zu empfinden und zu äußern, leben aus dem Gefühl einer Zukunft ohne Erwartung und ohne Hoffnung. Viele scheinen sich von den durchgemachten Schrecknissen und Ängsten nicht mehr befreien zu können, was bei den Holocaust-Opfern auch als »existentielle Angst« und »Präokkupation mit dem Tod« beschrieben wurde. Trotz der eher depressiv wirkenden emotionalen Einschränkungen befinden sich die Patienten oft in einem ständigen Zustand erhöhter Anspannung mit beeinträchtigter Konzentrationsfähigkeit und Leistungsausdauer, Hypervigilanz und vermehrter Schreckhaftigkeit oder auch Reizbarkeit und Aggressivität. Verschlossenheit und Rückzug der Patienten sind für ihre Umgebung, vor allem den

Partner, nur schwer zu verstehen, so daß oft zusätzliche Konflikte und De-stabilisierungen eintreten (z. B. Ehescheidung, Arbeitsplatzverlust).

Orientierungsfrage

»Haben Sie schon einmal eine schwer schockierende, extrem bela-stende Situation (wie z. B. körperliche Gewalt, andere Gewalttaten oder Naturkatastrophen) oder eine lebensbedrohliche Situation er-lebt, nach der es Ihnen sehr schlecht ging und die womöglich Sie selbst und Ihr ganzes späteres Leben verändert und beeinträchtigt hat?«

Diagnosekriterien des posttraumatischen Belastungssyndroms (modifiziert/gekürzt nach DSM-IV)

Kriterium A: Traumatisches Ereignis mit folgenden Kriterien:
1. Bedrohung durch Tod, ernsthafte Verletzung oder Gefahr der kör-perlichen Unversehrtheit, der eigenen Person oder anderer
2. Heftige Angst, Hilflosigkeit, Entsetzen

Kriterium B: Traumatisches Wiedererleben:
1. Häufiges realistisches, gedankliches oder bildhaftes Wiedererin-nern des Belastungsereignisses
2. Wiedererinnern in Träumen
3. Unbestimmte Befürchtung der Wiederkehr des traumatischen Er-eignisses

4./5. Starke psychische Belastung und körperliche Reaktionen bei (symbolischen) Erinnerungsmerkmalen

Kriterium C: Vermeidungsreaktionen, emotionale Störungen:
1. Vermeidung von traumaassoziierten Gedanken, Gefühlen, Gesprä-chen
2. Vermeidung von traumaassoziierten Aktivitäten, Orten, Menschen
3. Erinnerungsverlust für bestimmte Traumaaspekte
4. Verminderte Teilnahme/Interesse an wichtigen Aktivitäten
5. Gefühl der Entfremdung von anderen
6. Verminderte emotionale Resonanz
7. Gefühl eingeschränkter Zukunft

Kriterium D: Aktivierungsstörungen (2 der folgenden Symptome):
1. Ein- und Durchschlafprobleme
2. Reizbarkeit, Wutausbrüche
3. Konzentrationsschwierigkeiten
4. Hypervigilanz
5. Starke Schreckhaftigkeit

Kriterium E: Beschwerdebild dauert länger als 1 Monat.

Kriterium F: Beschwerdebild stellt erhebliche Beeinträchtigung in mehreren Lebensbereichen dar.

Ausschlußkriterien (nicht definiert in DSM-IV): Alle Angstformen, denen keine Extrembelastung vorausgegangen ist.

Prävalenz und Verlauf

Für PTSD wurde eine Lebenszeitprävalenz von etwa 7 % ermittelt mit starker Schwankung in Abhängigkeit von der untersuchten Stichprobe. Bei Risikopopulationen betrugen die Prävalenzraten zwischen 3 und 58 %. PTSD kann in jedem Alter auftreten, *beginnt* aber unmittelbar oder spätestens innerhalb der ersten 3 Monate nach der Belastung. Das gesamte Beschwerdebild stellt sich gelegentlich erst nach Monaten oder später ein. Am Beginn steht häufig das akute Belastungssyndrom. Bisherige Studien bei unterschiedlichsten Belastungsformen haben bestätigt, daß für das Auftreten der Störung Schwere, Dauer und Unmittelbarkeit des traumatischen Ereignisses, insbesondere eine Verursachung durch den Menschen, ausschlaggebend ist und Persönlichkeitszüge, Vorerfahrungen sowie nachfolgende Unterstützung (»social support«) eher modifizierend auf das Beschwerdebild wirken. Die Ursachen für die Symptompersistenz, die Monate oder auch lebenslang andauern kann, ist noch nicht hinreichend geklärt.

Differentialdiagnose

Von PTSD als langdauernde, u. U. lebenslange schwere Angstkrankheit ist das vorübergehende akute Belastungssyndrom abzugrenzen (definitionsgemäß Remission nach 4 Wochen). Eine Anpassungsstörung kann nach Belastungen unterschiedlicher Schwere auftreten und beinhaltet nicht die charakteristischen Symptome von PTSD (wie z. B. traumatisches Wiedererinnern).

Anderen psychiatrischen Erkrankungen, wie Depressionen oder einem schizophrenen Defektzustand, fehlen der belastungsinduzierte Beginn und die Charakteristiken von PTSD. Zwangsgedanken stehen nicht im Zusammenhang mit einem vorangegangenen Belastungserleben. Zur Möglichkeit, daß auch außergewöhnlich schwere körperliche Erkrankungen PTSD auslösen können, liegen noch keine hinreichenden Untersuchungen vor. PTSD ist ggf. von medizinischen Folgeschäden (Hirntraumen, Alkohol- oder Medikamentenabusus) abzugrenzen. Die versicherungsrechtliche Bewertung von PTSD ist ebenfalls noch nicht hinreichend geklärt.

LITERATUR

Beidel CC, Morris TL (1996) Social phobia. In: March JS (ed) Anxiety disorders in children and adolescents. Guilford, New York London, pp 181–211

Beitman BD, Mukerji V, Kushner M, Thomas AM, Russell JL, Logue MB (1991) Validating studies for panic disorder in patients with angiographically normal coronary arteries. Med Clin North Am 75:1143–1455

Blagg N (1987) School phobia and its treatment. Croom Helm, London New York

Blake DD, Weathers FW, Nagy LM, Kaloupek DG, Gusman FD, Charney DS, Keane TM (1995) The development of a clinician-administered PTSD scale. J Traumatic Stress 8:75–90

Brown TA, Barlow DH, Liebowitz MR (1994) The empirical basis of generalized anxiety disorder. Am J Psychiatry 151:1272–1280

Bunzel B (1993) Herztransplantation: Psychosoziale Grundlagen und Forschungsergebnisse zur Lebensqualität. Thieme Copythek, Stuttgart New York

Byrne DG, Rosenman RH (eds) (1990) Anxiety and the Heart. Hemisphere Pub Corp, New York

Castillo CS, Starkstein SE, Fedoroff JP, Price TR, Robinson RG (1993) Generalized anxiety disorder after stroke. J Nerv Ment Dis 181:100–106

Chignong JM (1993) Cardiovascular pathology and panic disorder. Can J Psychiatry 38:127–133

Conrad K (1958) Die beginnende Schizophrenie. Versuch einer Gestaltanalyse des Wahns. Thieme, Stuttgart

Csef H (1996) Psychosomatic aspects and psychotherapy of the cardiac anxiety syndrome. Dtsch Med Wochenschr 121:771–776

Denny MR (1991) Fear, avoidance, and phobia: a fundamental analysis. Erlbaum, Hillsdale New York

Dolberg OT, Iancu I, Sasson Y, Zohar J (1996) The pathogenesis and treatment of obsessive-compulsive disorder. Clin Neuropharmacol 19:129–147

Emmelkamp PMG (1993) Angst, Phobien und Zwang. Verlag für Angewandte Psychologie, Göttingen

Flint AJ (1994) Epidemiology and comorbidity of anxiety disorders in the elderly. Am J Psychiatry 151:640–649

Friedman MJ (1996) PTSD diagnosis and treatment for mental health clinicians. Comm Ment Health J 32:173–189

Fromberger U, Stieglitz RD, Nyberg E, Berger M (1997) Die psychischen Folgen von Verkehrsunfällen. Psychotherapie 2:45–51

Grasbeck A, Rorsman B, Hagnell O, Isberg PE (1996) Mortality of anxiety syndromes in a normal population. The Lundby Study. Neuropsychobiology 33:118–126

Greist JH (1995) The diagnosis of social phobia. J Clin Psychiatry 56(Suppl 5):5–12

Hippius H, Lauter H, Greil W (1993) Angst, Phobie, Panik. Angststörungen aus der Praxis. MMV, München

Huguelet P, McQuillan A (1996) Neuroimaging and neurobiology of obsessive compulsive disorder: review of recent developments in researc h. Encephale 22:41–45

Johnston DW (1993) The current status of the coronary prone behaviour pattern. J R Soc Med 86:406–409

Kasper S, Möller HJ (1995) Angst- und Panikerkrankungen. Fischer, Jena

Kieselbach T (1995) Arbeitslosigkeit und Gesundheit. In: Faust V (ed) Psychiatrie. Ein Lehrbuch für Klinik, Praxis und Beratung. Fischer, Stuttgart Jena New York, S 501–508

Klerman GL, Hirschfeld RMA, Weissman MM et al. (eds) (1993) Panic anxiety and its treatment. A publication of the World Psychiatric Association. Psychiatry, London

Koopman C, Classen C, Cardena E, Spiegel D (1995) When disaster strikes, acute stress disorder may follow. J Traumatic Stress 8:29–46

Kranzler HR (1996) Evaluation and treatment of anxiety symptoms and disorders in alcoholics. J Clin Psychiatry 57(Suppl 7):15–21

Kugler J, Stahlhut P, Tenderich G et al. (1994) Relationship between social support and anxiety after heart transplantation. In: Koerner MM, Koefer R (eds) International Congress Series, 1081. Current aspects and concepts of nursing, coordinating, bridging and rehabilitation in organ transplantation. Elsevier, Amsterdam New York, pp 251–255

Kushner MG, Sher KJ, Beitman BD (1990) The relation between alcohol problems and the anxiety disorders. Am J Psychiatry 147:685–695

Ladouceur R, Freeston M, Gagnon F (1996) Obsessive-compulsive disorder. Diagnosis and management. Can Fam Physician 42:1169–1172

Leitenberg H (1990) Handbook of social and evaluation anxiety. Plenum, New York

Loretto R, Templer DI (1986) Death Anxiety. Hemisphere, Washington

Lydiard RB (1994) Obsessive-compulsive disorder: a new perspective in diagnosis and treatment. Int Clin Psychopharmacol 9(Suppl 3):33–37

March JS (ed) (1995) Anxiety disorders in children adolescents. Guilford, New York London

Margraf J, Schneider S (1990) Panik – Angstanfälle und ihre Behandlung, 2. Aufl. Springer, Berlin Heidelberg New York Tokyo

Miner CM, Davidson JR (1995) Biological characterization of social phobia. Eur Arch Psychiatry Clin Neurosci 244:304–308

Mintzer JE, Brawman-Mintzer O (1996) Agitation as a possible expression of generalized anxiety disorder in demented elderly patients: toward a treatment approach. J Clin Psychiatry 57:55–63

Noyes R (1991) Suicide and panic disorder: a review. J Affect Disord 22:1–11

Ollendick TH, Mattis SG, King NJ (1994) Panic in children and adolescents: a review. J Child Psychol Psychiatry 35:113–134

Pauli P, Marquardt C, Hartl L, Nutzinger DO, Hölzl R, Strian F (1991) Anxiety induced by cardiac perceptions in patients with panic attacks: a field study. Behav Res Ther 29:137–145

Persinger MA, Makarec K (1993) Complex partial epileptic signs as a continuum from normals to epileptics: normative data and clinical populations. J Clin Psychol 49:44–45

Reinecker H (1993) Agoraphobien, soziale und spezifische Phobien. Hogrefe, Göttingen

Rickels K, Schweizer E (1990) The clinical course and long-term management of generalized anxiety disorder. J Clin Psychopharmacol 10:101S–110 S

Roy-Byrne PP (1996) Generalized anxiety and mixed anxiety-depression: association with disability and health care utilization. J Clin Psychiatry 57(Suppl 7):86–91

Salzman C, Lebowitz BD (1991) Anxiety in the elderly. Springer, New York

Scharfetter C (1986) Die Angst des schizophrenen Menschen. In: Faust V (Hrsg) Angst – Furcht – Panik. Hippokrates, Stuttgart, S 106–110

Schneider LS (1996) Overview of generalized anxiety disorder in the elderly. J Clin Psychiatry 57(Suppl 7):34–45

Schuckit MA, Hesselbrock VM, Tipp J, Nurnberger JI, Anthenelli RM, Crowe RR (1995) The prevalence of major anxiety disorders in relatives of alcohol dependent men and women. J Sud Alcohol 56:309–317

Schweizer E (1995) Generalized anxiety disorder. Longitudinal course and pharmacologic treatment. Psychiatr Clin North Am 18:843–857

Seier FE, Kellner M, Yassouridis A, Heese R, Strian F, Wiedemann K (1997) Autonomic reactivity and hormonal secretion in lactate-induced panic attacks. Am J Physiol 272:H2630–H2638

Silverman WK, Ginsburg GS (1995) Specific phobia and generalized anxiety disorder. In: March JS (ed) Anxiety disorders in children and adolescents. Guilford, New York London, pp 151–180

Skoog I (1993) The prevalence of psychotic, depressive and anxiety syndromes in demented and non-demented 85-year-olds. Int J Geriatr Psychiatry 8:247–253

Skre I, Onstad S, Edvardsen J, Torgersen S, Kringlen E (1994) A family study of anxiety disorders: familial transmission and relationship to mood disorder and psychoactive substance use disorder. Acta Psychiatr Scand 90:366–374

Stoudemire A (1996) Epidemiology and psychopharmacology of anxiety in medical patients. J Clin Psychiatry 57(Suppl 7):64–72

Strian F (1983) Angst – Grundlagen und Klinik. Springer, Berlin Heidelberg New York

Strian F (1988) Zur Neuropsychophysiologie der Angst. In: Hippius H, Ackenheil M, Engel RR (Hrsg) Angst – Leitsymptom psychiatrischer Erkrankungen. Springer, Berlin Heidelberg New York, S 3–11

Strian F (1992) Angstsyndrome. In: Möller AA, Fröscher W (Hrsg) Psychische Störungen bei Epilepsie. Thieme, Stuttgart New York, S 50–54

Strian F (1993) Pathophysiologie der Angst. In: Wunderlich HP (Hrsg) Angst – Anfall – Aggression. Zuckschwerdt, München Bern Wien New York, S 59–71

Strian F (1996) Angst und Angstkrankheiten. 2. Aufl. Beck, München

Strian F, Ploog D (1988) Anxiety related to central nervous system dysfunction. In: Noyes R, Roth M, Burrows GD (eds) Handbook of Anxiety, vol 2. Elsevier Science Publishers, Amsterdam, pp 431–475

Strian F, Ploog D (1992) Posttraumatic stress disorder – neuronal damage from catastrophic events? In: Burrows GD, Roth M, Noyes R (eds) Handbook of Anxiety, vol 5. Elsevier Science Publishers, Amsterdam, pp 365–386

Strian F, Waadt S (1994) Psychosoziale Aspekte und Krankheitsbewältigung bei Diabetes mellitus. In: Mehnert H, Schöffling K, Standl E, Usadel KH (Hrsg) Diabetologie in Klinik und Praxis. Thieme, Stuttgart New York, S 697–707

Strian F, Jacobi C, Margraf J (1996) Somatische Differentialdiagnose. In: Margraf J (Hrsg) Lehrbuch der Verhaltenstherapie. Springer, Berlin Heidelberg New York Tokyo, S 235–250

Täschner KL, Volk S (1986) Angst bei Drogenkonsum. In: Faust V (Hrsg) Angst – Furcht – Panik. Hippokrates, Stuttgart, S 133–140

Thorpe SJ, Salkovskis PM (1995) Phobic beliefs: do cognitive factors play a role in specific phobias? Behav Res Ther 33:805–816

Tollefson GD, Montague-Clouse J, Tollefson SL (1992) Treatment of comorbid generalized anxiety in a recently detoxified alcoholic population with a selective serotonergic drug (buspirone). J Clin Psychopharmacol 12:19–26

Trivedi MH (1996) Functional neuroanatomy of obsessive-compulsive disorder. J Clin Psychiatry 57(Suppl 8):26–35

Van der Kolk BA, Pelcovitz D, Roth S, Mandel FS, McFarlane A, Herman JL (1996) Dissociation, somatization, and affect dysregulation: the complexity of adaptation of trauma. Am J Psychiatry 153(Suppl 7):83–93

Walter PJ, Wenger NK (1992) Quality of life after open heart surgery. Kluwer, Dordrecht

Weingarten SM, Cherlow DG, Halgren E (1977) Relationship of hallucinations to the depth structures of temporal lobe. In: Sweet WH, Obrador S, Martin-Rodriguez JG (eds) Neurosurgical treatment in psychiatry, pain, and epilepsy. Univ Park Press, Baltimore London Tokyo, pp 553–568

Wilson JP, Raphael B (eds) (1993) International Handbook of Traumatic Stress Syndromes. Plenum, New York

Wolfersdorf M (1986) Die Angst des depressiv Kranken – Eine klinische Betrachtung. In: Faust V (Hrsg) Angst – Furcht – Panik. Hippokrates, Stuttgart, S 111–127

Wunderlich HP (1993) Angst – Anfall – Aggression. Zuckschwerdt, München Bern Wien New York

Therapie der Angstsyndrome

8.1
Allgemeine Gesichtspunkte

In der Behandlung von Angstsyndromen spiegelt sich eindrucksvoll wider, daß die in der Vergangenheit oft mit Vehemenz geführten Dikussionen über das Für und Wider psychotherapeutischer *oder* pharmakologicher Behandlungsverfahren überflüssig geworden sind. Anstelle der früher oft als strikte Alternativen angesehenen, sich angeblich gegenseitig ausschließenden Behandlungsprinzipien »Pharmakotherapie« und »Psychotherapie« wird heute die Integration in einem »*Gesamtbehandlungsplan*« gefordert.

Bei der Festlegung des Gesamtbehandlungsplans muß für jeden Patienten entschieden werden, ob der Schwerpunkt mehr auf der Pharmakotherapie oder mehr auf der Psychotherapie liegen soll. In diesem Zusammenhang kann es durchaus gerechtfertigt sein, bei dem einen Patienten in bestimmten Behandlungsphasen auf die Verordnung von Medikamenten, bei dem anderen Patienten auf die Durchführung einer spezifischen psychotherapeutischen Behandlung zu verzichten. Diese Entscheidungen werden auch bestimmt durch die dem behandelnden Arzt zur Verfügung stehenden Möglichkeiten und Methoden. Zu jedem Zeitpunkt der Behandlung – v. a. aber dann, wenn mit der bislang durchgeführten Therapie kein durchgreifender Erfolg erzielt worden ist – muß sorgfältig abgewogen werden, ob nicht der Schwerpunkt in der spezifischen Therapie (Pharmakotherapie versus spezifische Psychotherapie) verlagert werden sollte.

Unverzichtbar ist bei der Behandlung aller Angstpatienten die Integration von *unspezifischen Therapiemaßnahmen* in den Gesamtbehandlungsplan.

8.2
Unspezifische Therapiemaßnahmen

Unspezifische Therapiemaßnahmen reichen von

- beratenden Gesprächen über
- Hilfen zur Selbsthilfe bis hin zur
- Entspannungstherapie (z. B. in Form von autogenem Training, Yoga oder Muskelrelaxation nach Jacobson)

In der Beratungssituation sind Angstpatienten besonders sensibel für die vom Arzt vermittelte Atmosphäre. Das Gespräch muß daher immer ruhig und sachlich, verständnisvoll und mit Geduld geführt werden. Der Patient muß die Möglichkeit haben, sich über seine Ängste auszusprechen; er muß aber vom Arzt auch Informationen über seine Krankheit und über die vielfältigen Behandlungsmöglichkeiten bekommen. Anleitungen zur Selbsthilfe sind allein schon deswegen vorteilhaft, weil damit bei vielen Patienten die womöglich bestehende passive Haltung (»mir muß geholfen werden«) überwunden und der Patient zum aktiven Mitwirken in der Behandlung motiviert werden kann. Solche Selbsthilfeaktivitäten reichen vom Führen von Angsttagebüchern über Anregung zu körperlichen Aktivitäten (Morgengymnastik, Schwimmen, Wandern usw.) und Ermutigung zu befreienden Selbstgesprächen bis hin zu Entspannungsübungen. Bei allen Selbsthilfeaktivitäten muß im Behandlungsverlauf ärztlich überwacht werden, ob sie sich günstig auswirken, denn sie können mitunter auch gegenteilig wirken (z. B. Zunahme hypochondrischer Ängste im Zusammenhang mit dem Führen eines Angsttagebuchs).

8.3
Spezifische Behandlungsmethoden

Die anxiolytische Pharmakotherapie und die Psychotherapie der Angstsyndrome werden als »spezifische Behandlungsmethoden« bezeichnet, weil sie gerichtet (»spezifisch«) auf Basisprozesse einwirken, deren Rolle für die Entstehung von Angst bewiesen oder postuliert worden ist.

8.3.1
Behandlung der Angst mit Psychopharmaka

Bis vor wenigen Jahren wurde die Behandlung von Angstsyndromen mit Anxiolytika als ein aus vielerlei Gründen zwar oft nicht vermeidbarer, letztlich aber allenfalls nur »symptomatisch« wirkender Therapieansatz angesehen. Diese, die Pharmakotherapie von Angstsyndromen nur mit Geringschätzung einstufende Beurteilung ist überwunden worden. Die wachsenden Erkenntnisse der neurobiologischen Forschung über Angstentstehung und Anxiolyse haben hierzu entscheidend beigetragen. Anxiolytische Pharmakotherapie und Psychotherapie (in erster Linie verhaltenstherapeutischen Methoden) der Angst werden nicht mehr als miteinander nur schwer zu vereinbarende Therapieprinzipien angesehen; die Integration der beiden spezifischen Behandlungsprinzipien im Rahmen eines individuell festgelegten Gesamtbehandlungsplans mit flexibler Schwerpunktsetzung ist heute die Grundlage für die Therapie aller Angstsyndrome.

8.3.1.1
Allgemeine Gesichtspunkte

Kurzfristige Anwendung von Anxiolytika in Akutsituationen

Jede Angstsymptomatik kann medikamentös gedämpft werden. Bevor dies geschieht, sollte aber vor der Applikation von Anxiolytika i. allg. eine möglichst weitgehende differentialdiagnostische Abklärung des Angstsyndroms angestrebt werden.

Wenn dies bei massiver Angst ausnahmsweise nicht möglich ist (z. B. bei Patienten mit hochgradiger Angst, die nicht zu einem Gespräch fähig und nicht zu weiteren Untersuchungen bereit sind), müssen in dieser »*Akutsituation*« Medikamente schon ohne vorausgehende diagnostische Abklärung eingesetzt werden (z. B. orale Gaben von Alprazolam (1 mg) oder Lorazepam (1-2 mg)). Der Patient muß dann vordringlich zumindest erst einmal so weit beruhigt werden, daß Exploration und körperliche Untersuchung möglich werden.

Sehr schnelle Angstdämpfung erreicht man durch die parenterale Applikation eines Benzodiazepins (z. B. Diazepam 5–10 mg langsam i. v.).

Meist genügt die einmalige Injektion. Wenn der Effekt nicht ausreichend ist (z. B. bei massiver psychotischer Angst), kann die Injektion nach jeweils 30 min einige Male wiederholt werden. Eine Gesamtdosis von 50 mg sollte nicht überschritten werden. Wenn Angst (z. B. bei Psychosen) mit ausgeprägter psychomotorischer Erregung einhergeht, kann es im Einzelfall notwendig werden, zusätzlich zum Diazepam z. B. Haloperidol einzusetzen (5–10 mg (1–2 Ampullen) i. m.- oder i. v.-Injektion).

Bei allen medikamentösen Akutmaßnahmen muß auf Kreislaufnebenwirkungen (Hypotonie) und auf die nach schnell anflutender Benzodiazepinwirkung mögliche Atemdepression geachtet werden.

Mittel- und langfristige Anwendung von Anxiolytika

Wenn die Angstsymptomatik differentialdiagnostisch abgeklärt worden ist und die klinische Diagnose feststeht, muß zuerst entschieden werden, ob überhaupt Anxiolytika eingesetzt werden sollen. Wenn im Rahmen des individuellen Gesamtbehandlungsplans Anxiolytika eingesetzt werden sollen (als schwerpunktmäßige Pharmakotherapie oder von vornherein zusammen mit Verhaltenstherapie in Form der »integrierten psychopharmakologisch-verhaltenstherapeutischen Behandlung«), muß dann die Auswahl des Anxiolytikums getroffen werden. Das geschieht im Sinne der inzwischen möglichen »*anxiolytischen Differentialtherapie*« unter Berücksichtigung der *Diagnose*.

Nach *längerer Einnahme von Benzodiazepinen* kann es außer zu chronischen Intoxikationssymptomen auch zu *Abhängigkeitsentwicklungen* und – nach abruptem Absetzen – zu schweren *Entzugssymptomen* kommen.

Nebenwirkungen und andere Therapierisiken der Anxiolytika

Bei der Auswahl des Anxiolytikums muß sorgfältig eruiert werden, ob es sich um einen Patienten handelt, bei dem eine Suchtanamnese vorliegt oder anderweitige Indizien auf die Gefahr einer Abhängigkeitsentwicklung hinweisen. Auch die Trinkgewohnheiten des Patienten müssen erfragt werden, weil Informationen über die Trinkgewohnheiten Hinweise auf das Vorliegen eines Alkoholabusus oder einer Alkoholabhängigkeit liefern können; außerdem muß berücksichtigt werden, daß Benzodiazepine die Alkoholwirkung potenzieren (Fahrtüchtigkeit!).

Wenn der begründete Verdacht auf Abhängigkeitsprobleme besteht, sollte möglichst auf die Verordnung von Benzodiazepinpräparaten verzichtet werden. Wenn dennoch Benzodiazepinanxiolytika verordnet werden, müssen dicht aufeinanderfolgende Kontrolluntersuchungen (einschließlich Bestimmung des Plasmaspiegels des verordneten Benzodiazepins) durchgeführt werden.

Nach *längerer Einnahme von Benzodiazepinen* kann es außer zu chronischen Intoxikationssymptomen auch zu *Abhängigkeitsentwicklungen* und – nach abruptem Absetzen – zu schweren *Entzugssymptomen* kommen.

Daß es schwere Entzugssyndrome nach Benzodiazepinentzug geben kann, wurde erst mehrere Jahre nach der Einführung dieser Präparate erkannt.

Das Abhängigkeitsrisiko ist erhöht,

- wenn Benzodiazepine in höheren Dosen verabreicht werden;
- wenn Benzodiazepine über längere Zeit hindurch eingenommen werden;
- wenn Benzodiazepinanxiolytika mit kurzer Halbwertszeit (z. B. Lorazepam und Alprazolam) eingesetzt werden.

Hinsichtlich der Häufigkeit von Entzugssyndromen nach abruptem Absetzen von längerfristig eingenommenen Benzodiazepinen gibt es keine eindeutigen Unterschiede zwischen kurz- und langwirkenden Benzodiazepinen.

Nach abruptem Absetzen längerfristig eingenommener Benzodiazepine kann es sich um verschiedene Phänomene handeln:

- sog. *Rebound-Symptome* (Angst, Unruhe, Schlafstörungen, vegetative Irritationssymptome);
- *Entzugssymptome* im engeren Sinne (Symptome, die vor der Verordnung der Benzodiazepine nicht vorhanden waren);
- *Wiederauftreten der vor der Benzodiazepintherapie bestehenden Symptomatik.*

Rebound-Symptome können sehr ausgeprägt und quälend sein, bilden sich aber i. allg. innerhalb weniger Tage zurück.

Nach einer längeren Zeit der Unterschätzung und Bagatellisierung des *Abhängigkeitsrisikos* der Benzodiazepine kam es dann für einige Jahre zur erheblichen Überschätzung der Häufigkeit dieser Abhängigkeitsentwicklungen. Die Einschätzung der Gefährdung durch Benzodiazepine ging schließlich so weit, daß generell vor dem therapeutischen Einsatz der Benzodiazepine gewarnt wurde! Diese Warnungen waren jedoch nicht rational begründet und wurzelten letztlich in einer ideologisch begründeten Ablehnungshaltung gegenüber Psychopharmaka überhaupt. Inzwischen wird der therapeutische Stellenwert der Benzodiazepine wieder nüchterner, unter Zugrundelegung sorgfältiger, auf den einzelnen Patienten zugeschnittener Nutzen-Risiko-Abwägungen beurteilt.

Wenn auch die ermittelten Häufigkeitsziffern je nach Untersuchungsansatz und in Abhängigkeit von der Zusammensetzung der untersuchten Population beachtliche Differenzen aufweisen, so ist es letztlich unbestritten, daß im Vergleich zu der sehr großen Verordnungsbreite die Gefahr einer Benzodiazepinabhängigkeitsentwicklung vergleichsweise gering ist (z. B. im Vergleich zu Barbituraten um etwa zwei Zehnerpotenzen geringer). Das setzt allerdings sorgfältige Indikationsstellung und gewissenhafte ärztliche Überwachung jeglicher Benzodiazepinanwendungen voraus.

> Es sollte immer versucht werden, die *Behandlung mit Benzodiazepinanxiolytika zeitlich zu begrenzen* (z. B. auf 6–8 Wochen).

Diese Forderung kann jedoch oft nicht erfüllt werden. Immerhin sollte nach einer mehrwöchigen anxiolytischen Therapie mit Benzodiazepinen nach Änderungen des Gesamtbehandlungsplans und nach Alternativen zu den Benzodiazepinen gesucht werden. Es ist allerdings auch zu berücksichtigen, daß eine sog. »low-dose-dependence« (»therapeutic-dose-dependence«) ohne jede Tendenz zur Dosissteigerung nicht mit einer Abhängigkeit im engeren Sinne gleichzusetzen ist. Patienten, bei denen viele Versuche, die langfristige Einnahme von Benzodiazepinen zu beenden, immer wieder zum Wiederauftreten der vorbestehenden Symptomatik geführt haben, sollten unter sorgfältiger ärztlicher Beobachtung weiterhin so lange mit Benzodiazepinen behandelt werden, bis es dann vielleicht doch gelingt (z. B. durch Intensivierung der Verhaltenstherapie, durch Übergang auf andere anxiolytische Medikamente wie Buspiron, Opipramol oder niedrige Dosen von Antidepressiva oder Neuroleptika) die Behandlung zu ändern, ohne daß es zum Wiederauftreten der Angstsymptomatik kommt.

Alle Versuche, eine bereits längere Zeit applizierte Benzodiazepindosis deutlich zu reduzieren oder womöglich sogar völlig abzusetzen, müssen immer sehr vorsichtig und über einen längeren Zeitraum erfolgen (z. B. pro Woche Dosisreduktion jeweils nur um 10–25 % bis max. 50 % der zuvor gegebenen Dosis). Bei schnellerer Dosisreduktion steigt das Risiko für die Manifestation von *Absetzsyndromen* erheblich an.

Das Spektrum der Absetzphänomene ist sehr vielgestaltig; es reicht von leichteren Symptomen wie Angst, Unruhe, vegetativen Irritationssymptomen, Schlaflosigkeit, Übelkeit und Erbrechen bis hin zu so gravierenden Symptomen wie Krampfanfällen, verschiedenartigen Wahrnehmungsstörungen, Verwirrtheitszuständen und (oft nicht als Entzugsphänomen erkannten) schizophrenieähnlichen Entzugspsychosen.

Wenn Benzodiazepinanxiolytika länger als ein halbes Jahr eingenommen worden sind, muß beim Absetzen und auch schon bei schnellen, oft unbedachten Dosisreduktionen mit Entzugssymptomen gerechnet werden. Leichte Entzugssymptome und Rebound-Phänomene können auch schon nach sehr kurzen Behandlungszeiten auftreten.

Alle Anxiolytika zeichnen sich – wenn sie gemäß den Verordnungs- und Dosierungsrichtlinien eingesetzt werden – durch eine gute *Verträglichkeit* und eine sehr große therapeutische Breite aus. Das gilt auch für die Benzodiazepinanxiolytika, deren grundsätzlich gute Verträglichkeit ja dazu geführt hatte, daß sie in den ersten Jahren nach ihrer Einführung oft zu großzügig und sorglos verordnet worden waren.

Auf einige *Nebenwirkungen* (unerwünschte Arzneimittelwirkungen, UAW) muß – insbesondere bei den Benzodiazpinanxiolytika – geachtet werden: Vor allem bei älteren Patienten kann es nach längerfristiger Anwendung zu Konzentrationsstörungen, Apathie, allgemeiner Verlangsamkeit, gelegentlich zu Gedächtnisstörungen und zu Schlaflosigkeit kommen. Als subjektiv störend werden immer wieder einmal muskuläre Schwäche, Ataxie, Dysarthrie, Schwindelzustände, Übelkeit, Appetitverlust und Erbrechen beklagt. Nach langfristiger Einnahme höherer Benzodiazepindosen kann die muskuläre Schwäche (bedingt durch die muskelrelaxierende Wirkung) extreme Ausmaße annehmen.

Nach der Applikation (v. a. von hohen Benzodiazepindosen) kann es auch zu *Paradoxphänomenen* (Euphorie, Unruhe- und Erregungszustände, Schlaflosigkeit) kommen.

Im Vergleich zu den Nebenwirkungen und den mit der Möglichkeit zu Abhängigkeitsentwicklungen verbundenen Therapierisiken der Benzodiazepinanxiolytika spielen diese Aspekte *bei den anderen Anxiolytika im engeren Sinne* (Opipramol, Buspiron, Hydroxyzin) eine noch sehr viel geringere Rolle. Alle sind sehr gut verträglich und haben kein Suchtpotential.

Wesentliche *Arzneimittelinteraktionen* sind nur von den Benzodiazepinanxiolytika bekannt:

- z. B. Verzögerung und Verringerung der Metabolisierung der Benzodiazepine bei Komedikation mit SSRI und Disulfiram
- Verstärkung der Metabolisierung der Benzodiazepine bei Komedikation mit Barbituraten und Carbamazepin; dadurch niedrigere Plasmaspiegel
- Verstärkung der Sedation bei Komedikation mit sedierend wirkenden Neuroleptika und Antidepressiva (Übersicht s. Benkert u. Hippius)

In der *Schwangerschaft* sollte möglichst auf die Verabreichung von Anxiolytika verzichtet werden. Oft bessern sich Angsterkrankungen in der Schwangerschaft spontan. Panikattacken können völlig sistieren. Es gibt aber auch Verläufe, bei denen eine Zunahme und Intensivierung von Panikattacken zu registrieren ist. Ein erhöhtes Fehlbildungsrisiko durch die anxiolytische Therapie ist bisher nur für die Benzodiazepine diskutiert worden. Einen schlüssigen Beweis dafür gibt es allerdings nicht. Dennoch ist zur Sicherheit bei allen Frauen, die eine Schwangerschaft planen und Benzodiazepine einnehmen, der Versuch angezeigt, auf die Medikamente zu verzichten. Auch wenn eine Schwangerschaft bereits besteht, sollte versucht werden, die Benzodiazepine abzusetzen. Letztlich muß aber bei jeder einzelnen Patientin das Risiko von Absetzeffekten gegen das (nicht eindeutig bewiesene) Fehlbildungsrisiko abgewogen werden. Bei geplanten Schwangerschaften ist anzustreben, daß zumindest während des 1. Trimenons überhaupt keine Anxiolytika verabreicht werden.

Wenn Frauen bis zur Entbindung oder unter der Geburt Benzodiazepine bekommen haben, kann es beim Neugeborenen zu dem sog. »Floppy-infant-Syndrom« kommen. Wenn Frauen im Wochenbett Benzodiazepinanxiolytika einnehmen müssen, sollte ihnen vom Stillen abgeraten werden.

Hinsichtlich der Nebenwirkungen ist der wichtigste Unterschied zwischen den Benzodiazepinanxiolytika (und dem nicht mehr zu empfehlenden Meprobamat) einerseits, und allen anderen Anxiolytika, den »Nicht-Benzodiazepinen« (Opipramol, Buspiron, Hydroxyzin, niedrigdosierten Antidepressiva und Neuroleptika, Betarezeptorenblockern und pflanzlichen Anxiolytika) andererseits, daß nur bei den Benzodiazepinen nach längerer Anwendung das Risiko einer Abhängigkeitsentwicklung besteht.

Trotz dieses für die Praxis der anxiolytischen Therapie sehr wichtigen Unterschieds sind die *Benzodiazepine* wegen ihrer guten Verträglichkeit und wegen ihres schnellen und zuverlässigen Wirkungseintritts die in der Akuttherapie bevorzugten und universell einsetzbaren Anxiolytika. Wenn die Anwendung der Benzodiazepine dann auf kurze Zeiträume beschränkt bleibt, besteht die Gefahr der Abhängigkeitsentwicklung nicht. Vom verordnenden Arzt des Patienten muß aber auch schon bei einmaliger Einnahme eines Benzodiazepins berücksichtigt werden, daß dies die Reaktionszeit verlängern und – damit zusammenhängend – die Fahrtüchtigkeit beeinträchtigen kann. Diese beiden Probleme spielen bei den »Nicht-Benzodiazepinen« eine geringe bzw. keine Rolle (Opipramol bzw. Buspiron).

Aber auch alle »Nicht-Benzodiazepinanxiolytika« haben ein jeweils für sie charakteristisches Nebenwirkungsspektrum.

Fast überhaupt keine Nebenwirkungen kennt man von den (hinsichtlich ihrer anxiolytischen Wirksamkeit noch nicht eindeutig beurteilbaren) *Kavapräparaten.* Bei Kavapräparaten kann es zu leichten Gelbfärbungen der Haut kommen, die sich nach Absetzen aber immer zurückbilden.

Anxiolytisch wirkende *Antidepressiva* und *Neuroleptika* haben die von diesen Psychopharmakagruppen bekannten Nebenwirkungen; diese treten jedoch vergleichsweise selten und nur in geringerer Intensität auf, weil die Antidepressiva und Neuroleptika zur Erzielung der anxiolytischen Wirkung i. allg. sehr niedrig dosiert werden können. Dennoch sollte nicht davon ausgegangen werden, daß z. B. niedrigdosierte mittel- oder hochpotente *Neuroleptika* überhaupt keine extrapyramidalmotorischen Wirkungen hervorrufen würden, wenn sie als Anxiolytika verordnet werden. In

Einzelfällen kann es auch im Verlauf einer anxiolytischen Therapie mit niedrigdosierten Neuroleptika zu extrapyramidalmotorischen Symptomen (Frühdyskinesie, leichtes Parkinsonsyndrom, Akathisie) kommen. Auch das Risiko einer Spätdyskinesie ist nicht völlig auszuschließen. Aus Vorsicht sollten beim Einsatz trizyklischer Neuroleptika wegen der bei einigen dieser Medikamente bekannten Wirkung auf die Leukopoese regelmäßig Blutbildkontrollen gemacht werden.

Nebenwirkungen wie die von vielen trizyklischen *Antidepressiva* bekannte Mundtrockenheit können von Angstpatienten subjektiv als äußerst unangenehm erlebt werden.

Bei den *Betarezeptorenblockern* ist darauf zu achten, daß sie nicht bei Patienten mit Asthma bronchiale, anderen Bronchialspasmen, Herzinsuffizienz und hypoglykämischem Wahrnehmungsverlust bei Diabetes eingesetzt werden dürfen. Dekompensierte Herzvitien, Herzschenkelblock und Bradykardien sind relative Kontraindikationen. Besondere Vorsicht ist bei Patienten geboten, die mit oralen Antidepressiva behandelt werden. Die bei der Anwendung von Betablockern in der inneren Medizin erwünschte blutdrucksenkende Wirkung spielt überraschenderweise bei der Behandlung von Angstpatienten als eine für hypotone Kreislaufregulationsstörungen verantwortliche Nebenwirkung keine Rolle. Wenn Betarezeptorenblocker abgesetzt werden sollen, muß dies schrittweise geschehen.

Opipramol (als Nicht-Benzodiazepinanxiolytikum mit tranquilisierenden Wirkungskomponenten) ist gut verträglich. Gelegentlich wird über leichten Schwindel, leichte Benommenheit und über Geschmacksstörungen geklagt.

Auch *Buspiron* ist gut verträglich. Am Beginn der Behandlung mit Buspiron werden gelegentlich geringfügige Benommenheit, Übelkeit und Kopfschmerzen beklagt.

Allergische Reaktionen (insbesondere allergische Hautsymptome) scheinen bei allen Anxiolytika vorkommen zu können.

8.3.1.2
Adjuvante medikamentöse Therapie von Angstsyndromen bei körperlichen und psychiatrischen Grundkrankheiten (Pharmakotherapie sekundärer Angstsyndrome)

Bei Angstsyndromen im Zusammenhang mit körperlichen Grunderkrankungen ist die auf diese Krankheiten gerichtete internistische Therapie die Basis des Gesamtbehandlungsplans.

In den Gesamtbehandlungsplan sind von vornherein aber auch Anxiolytika mit ihren symptomgerichteten Wirkungen zu integrieren. Die Anxiolytika haben zwar nur den Stellenwert von Adjuvantien; doch v. a. bei Behandlungsbeginn können sie nützlich sein. Manchmal wird die Wirkung der Anxiolytika vom Patienten subjektiv als die wichtigste Komponente der gesamten medikamentösen Therapie erlebt.

Für die Auswahl der Anxiolytika ist die Ausgestaltung der Angstsymptomatik richtungsweisend. Man orientiert sich hierbei an den Möglichkeiten des differentiellen Einsatzes von Anxiolytika, wie diese für die primären Angstsyndrome herausgearbeitet worden sind (s. unten). Wenn eine möglichst schnelle Angstdämpfung das Ziel ist, kommen in erster Linie Benzodiazepinanxiolytika in Betracht. Vorsicht ist bei der Verordnung von Benzodiazepinanxiolytika dann geboten, wenn es sich um Patienten handelt, die zuvor bereits Medikamente mit ZNS-Wirksamkeit (z. B. Schlafmittel, Schmerzmittel) erhalten haben. In solchen Situationen muß zurückhaltend dosiert werden. Auch wenn bei diesem Vorgehen die erwünschte Wirkung nicht sofort eintritt, ist dennoch der mehrmaligen Applikation *niedriger* Benzodiazepindosen gegenüber von vornherein höherer Dosierung der Vorzug zu geben. Die gleiche Zurückhaltung und vorsichtiges Vorgehen beim Einsatz von Benzodiazepinen empfiehlt sich auch bei allen Angstsyndromen, die mit toxischen Einflüssen zusammenhängen (Alkohol- und Drogenmißbrauch, Entzugssyndrome, »Horrortrip«). Man kann bei diesen Patienten versuchen, die Angstsymptomatik z. B. durch Neuroleptika zu dämpfen; oft ist jedoch auch bei diesen Patienten der Einsatz von Benzodiazepinen (z. B. beim »Horrortrip«) nicht zu umgehen.

> Wenn sich die Angstsymptomatik bei körperlichen Erkrankungen chronifiziert, sollte die anxiolytische Behandlung möglichst ohne Einsatz von Benzodiazepinen fortgeführt werden.

Dabei wird man unter Berücksichtigung der Charakteristika des jeweils vorliegenden Angstsyndroms auf die Anxiolytika zurückgreifen, die bei entsprechender Symptomatik zur Behandlung von primären Angstsyndromen eingesetzt werden (z. B. Antidepressiva vom Imipramintyp bei einer Angstsymptomatik mit dem Charakter von Panikanfällen; trizyklische Antidepressiva oder SSRI bei einer Angstsymptomatik mit agoraphobischem Charakter; Buspiron bei einer der generalisierten Angst vergleichbaren Symptomatik). Wenn solche Behandlungsversuche nur eine unzureichende Wirkung haben, muß man dann schließlich doch wieder auf Benzodiazepine zurückgreifen (z. B. bei Angstsyndromen bei endokrinen Grunderkrankungen). Anzustreben ist bei der langfristigen Therapie mit Benzodiazepinen eine möglichst niedrige Dosierung.

Wenn bei Anfallskranken die Angstsymptomatik eine hervorstechende Rolle spielt, sind zur Behandlung der Grundkrankheit – neben klassischen Antikonvulsiva – antikonvulsiv wirkende Benzodiazepine einzusetzen.

Die Angstsymptomatik im Rahmen von Depressionen sollte in erster Linie mit Antidepressiva behandelt werden. Wenn die Angstsymptomatik bei Depressiven einen chronischen Charakter hat, kommen v. a. dämpfend wirkende Antidepressiva in Betracht (z. B. Doxepin). Gleicht die Angstsymptomatik im Verlauf und in der Ausprägung mehr einem Paniksyndrom, so sind Antidepressiva vom Imipramintyp oder MAO-Inhibitoren vorzuziehen.

Wenn bei Schizophrenen eine ausgeprägte Angstsymptomatik besteht, kann es zweckmäßig sein, im Beginn der neuroleptischen Therapie zusätzlich Benzodiazepine zu verordnen. So wird die i. allg. 2wöchige Latenz bis zum Wirkungseintritt der antipsychotischen Wirkung der Neuroleptika überbrückt.

8.3.1.3
Medikamentöse Therapie von Angstsyndromen im engeren Sinne (Pharmakotherapie der primären Angstsyndrome)

Für alle primären Angstsyndrome wird heute die Kombination von psychopharmakologischen und psychotherapeutischen Behandlungsverfahren empfohlen. Die Verhaltenstherapie hat in Kombination mit medikamentöser anxiolytischer Therapie bessere Resultate als entsprechende Behandlungen ohne die anxiolytische Begleitmedikation. Die Überlegenheit der Kombinationstherapien ist dann am deutlichsten, wenn vor Behandlungsbeginn das therapeutische Vorgehen und das Behandlungsziel mit dem Patienten erörtert und festgelegt worden sind. Therapeutisches Vorgehen und Behandlungsfortschritte sollten möglichst mit Manualen oder im Rahmen von Trainings- und Supervisionsprogrammen operationalisiert erfaßt werden.

Das lange Zeit hindurch geübte Vorgehen, bei jeder Art von Angstsymptomatik Benzodiazepinanxiolytika einzusetzen, ist überholt. Die heute zur Verfügung stehenden anxiolytisch wirkenden Medikamente ermöglichen eine *Differentialtherapie der Angstsymptome*. Die Auswahl der Anxiolytika wird von der Art der Angstsyndrome bestimmt.

Medikamentöse Therapie von Paniksyndromen

Die schnellste und zuverlässigste Wirkung (»Sofortwirkung«) auf eine akute Panikattacke ist durch die Verordnung von *Benzodiazepinen* zu erreichen (vgl. S. 149).

Kommt es nach einer anfänglich erfolgreichen Behandlung mit Einzelgaben von Benzodiazepinen in einem begrenzten Zeitraum (4–8 Wochen) oder auch nach einem längeren freien Intervall wieder gehäuft zu Panikattacken, dann sollte sich die medikamentöse Therapie nicht auf die Kupierung der einzelnen Panikattacken beschränken; dann muß eine langfristige Behandlung eingeleitet werden.

> Bei der mittel- bis langfristigen Behandlung von Panikattacken ist immer *Antidepressiva* gegenüber Benzodiazepinen der Vorzug zu geben. Dadurch kann das mit der längerfristigen Anwendung von Benzodiazepinen verknüpfte Risiko einer Abhängigkeitsentwicklung niedrig gehalten werden. Man kann heute – außer bei der Akutbehandlung der einzelnen Panikattacke – weitgehend auf Benzodiazepine verzichten.

Wenn allerdings die Wirkung der Antidepressiva auf die Panikattacken trotz ausreichend hoher Dosierung ungenügend ist, muß man schließlich in Einzelfällen doch wieder auf mittel- und langfristige Behandlungen mit Benzodiazepinen zurückgreifen. In jedem Falle sollte frühzeitig mit einer zusätzlichen Verhaltenstherapie begonnen werden. Oft genügt es aber auch schon, dem Patienten einen kleinen Vorrat von Benzodiazepinen zur Verfügung zu stellen (und diesen Bestand dann aber auch regelmäßig zu kontrollieren!), von dem der Patient nur im Bedarfsfall der Manifestation einer Panikattacke Gebrauch machen darf.

Schon Mitte der 60er Jahre hatte D. Klein den damals überraschenden Befund mitgeteilt, daß mit *aktivierend* wirkenden Antidepressiva (Imipramin oder MAO-Inhibitoren) Paniksyndrome mindestens ebenso erfolgreich wie mit Benzodiazepinen behandelt werden können. Dieser seither vielfältig bestätigte Befund ist der Ausgangspunkt dafür, daß man heute durchaus zu Recht von einer *Differentialtherapie der Angstsyndrome* sprechen kann. Von vielen Seiten wird heute nicht mehr die Verordnung von Benzodiazepinen, sondern die *Therapie mit Antidepressiva* als die *Behandlung der ersten Wahl bei Paniksyndromen* angesehen.

Die umfangreichsten Erfahrungen wurden mit dem trizyklischen Antidepressivum Imipramin gesammelt, das nach einschleichender Dosierung (beginnend mit 25–50 mg/die) ausreichend hoch dosiert werden muß (150–200–250 mg/die). Die Wirkung tritt mit der vom antidepressiven Effekt des Imipramin bekannten Latenz von 2–4 Wochen ein. Auch die älteren MAO-Inhibitoren (z. B. Tranylcypromin) kommen in Betracht. Nach der Einführung der SSRI stellte sich heraus, daß auch diese Antidepressiva für die Behandlung von Panikstörungen geeignet sind. Da es bei Behandlungsbeginn mit SSRI manchmal zu einer Intensivierung der Paniksymptomatik kommen kann, empfiehlt sich für die SSRI eine vorsichtige einschleichende Dosierung (z. B. Fluoxetin oder Paroxetin: beginnend mit 20 mg, evtl. ansteigend auf 60 mg/die). Im allgemeinen müssen beim Imipramin und anderen trizyklischen Antidepressiva – aber auch bei den SSRI – verhältnismäßig hohe Dosen gegeben werden. Vermeintliche Therapieversager sind oft auf unzureichende Dosierung (Serumspiegel) zurückzuführen.

Auch das nicht aktivierende Antidepressivum Nefazodon ist zur mittel- und langfristigen Behandlung (300–400 mg/die) von Paniksyndromen geeignet. Nefazodon blockiert die 5-HT-2-Rezeptoren und hemmt die Serotoninwiederaufnahme.

Als *Benzodiazepine* wurden früher v. a. Diazepam und Oxazepam, später dann auch Lorazepam verordnet. In den letzten Jahren wird Alprazolam bevorzugt (2–5 mg/die; nur bei Fortbestehen der Panikattacken: im Behandlungsbeginn für begrenzte Zeit bis zu 10 mg/die). Alprazolam wirkt weniger sedierend und weniger muskelrelaxierend als die älteren Benzodiazepine.

Wenn bei Panikattacken kardiovaskuläre, respiratorische, muskuläre, gastrointestinale oder andere körperliche Symptome im Vordergrund stehen, sind *Betarezeptorenblocker* indiziert. Die Wirkung der Betarezeptorenblocker auf die subjektiv erlebte Angst kann jedoch unzureichend sein; dann muß evtl. mit anderen Anxiolytika kombiniert werden (z. B. mit sedierend wirkenden Antidepressiva oder notfalls auch mit Benzodiazepinen). Auch bei Patienten, die außer unter ihren Panikattacken noch unter einer generalisierten Angst leiden, reichen die Wirkungen der Betarezeptorenblocker oft nicht aus. Dann ist eine Kombinationsbehandlung notwendig.

Gute Wirkungen haben die Betarezeptorenblocker (z. B. Propranolol oder Oxpranolol; 40–80 mg) bei situationsabhängigen Ängsten (z. B. Prüfungsangst, Lampenfieber, Angst vor freiem Reden).

Bei Panikpatienten kommt es oft vor, daß nicht nur die Angstattacken sondern auch die *antizipatorische Angst* vor den Angstanfällen das Krankheitsbild beherrschen. Es kann dann zur Entwicklung eines sekundären Vermeidungsverhaltens kommen. Von solchen Patienten wird aber oft auch die Angst vor der Angst als Rechtfertigung für einen immer wieder erfolgenden Rückgriff auf Benzodiazepine vorgebracht. Wenn diese Patienten dann über längere Zeit – womöglich in steigender Dosierung – Benzodiazepine einnehmen, ist das Risiko einer Abhängigkeitsentwicklung besonders groß.

Eine langfristige Verordnung von Benzodiazepinen bei Panikpatienten sollte heute nur dann in Erwägung gezogen werden, wenn alle anderen therapeutischen Alternativen (medikamentöse und Verhaltenstherapie) nachweislich versagt haben.

Wenn es gelungen ist, einen Patienten im Verlauf einer Behandlung vollständig von Panikattacken zu befreien, sollte die Behandlung mindestens 6 Monate nach der letzten Panikattacke fortgeführt werden. In dieser Zeit kann die Medikamentendosis vorsichtig reduziert werden. Kommt es bei diesem Vorgehen wieder zu einzelnen Panikattacken, so sind die letzten Reduktionsschritte zumindest für einen mehrwöchigen Zeitraum vorübergehend rückgängig zu machen. Wenn nach weiteren Versuchen, die Dosis zu reduzieren, immer wieder Panikattacken auftreten, ist eine symptomsuppressive medikamentöse Langzeitbehandlung erforderlich.

Medikamentöse Therapie des generalisierten Angstsyndromes

Beim generalisierten Angstsyndrom (»generalisierte Angsterkrankung« GAE; »generalized anxiety disorder« GAD) ist für die Therapieplanung von vornherein zu berücksichtigen, daß man in den meisten Fällen mit einer *langfristigen* Behandlung rechnen muß.

Generalisierte Angstsyndrome verlaufen zumeist chronisch; oft kommen die Patienten auch erst sehr lange Zeit nach der Manifestation des Angstsyndroms in ärztliche Behandlung. Bei diesen Patienten muß versucht werden, möglichst ohne Benzodiazepine auszukommen. Am aussichtsreichsten sind Behandlungen, bei denen Verhaltenstherapie (speziell kognitive Verfahren) und medikamentös-anxiolytische Therapie miteinander kombiniert werden.

Früher war bei fast allen Patienten mit einem generalisierten Angstsyndrom die langfristige Anwendung von Benzodiazepinen kaum zu vermeiden. Heute sollte vor dem Einsatz von Benzodiazepinen eine Behandlung mit *Buspiron* oder mit *Opipramol* (möglichst in Kombination mit einer Verhaltenstherapie) durchgeführt werden. Da viele Angstpatienten schon leichte Sedationseffekte eines Medikaments als störend und beeinträchtigend erleben, ist für die Behandlung dieser Patienten Buspiron besonders geeignet. Das Azapironderivat Buspiron ist ein »nichttranquilisierend« wirkendes Anxiolytikum. Wenn im Rahmen der Behandlung eine leichte Sedationswirkung erwünscht ist, kann Opipramol verordnet werden (50–200 mg/die).

Die anxiolytische Wirkung des Buspiron entwickelt sich oft langsam und ist dann erst nach 4–6 Wochen voll entwickelt. Die nur zögernd einsetzende Wirkung des Buspiron erfordert es, die Patienten in den ersten Wochen besonders gut psychotherapeutisch zu führen. Die Behandlung sollte in der Regel mit 10–20 mg/die (2- bis 3mal 5 mg oder 2mal 10 mg) beginnen und dann mit 15–30 mg fortgeführt werden. Bei guter Verträglichkeit kann die Tagesdosis auf bis zu 60 mg/die gesteigert werden. Ein Abhängigkeitsrisiko ist bislang weder von der Buspiron- noch bei der Opipramolbehandlung bekannt. Darin liegt der entscheidende Vorteil dieser Medikamente bei der Behandlung der generalisierten Angst.

Auch für die Behandlung von Angstsyndromen bei alten Menschen ist Buspiron gut geeignet, da es die für die Benzodiazepine charakteristischen – und bei alten Menschen besonders ungünstigen – beeinträchtigenden Wirkungen auf kognitive Leistungsfähigkeit und Motorik (Muskelrelaxierung und Nebenwirkungen im Sinne leichter ataktischer Störungen) nicht hat. Ältere Patienten können mit den gleichen Buspirondosierungen wie jüngere behandelt werden (15–30 mg/die).

Die mit Buspiron durchgeführten Langzeituntersuchungen (bis 40 Monate) zeigen, daß sich das Wirkungsbild hinsichtlich des anxiolytischen Effekts nicht abschwächt und die Verträglichkeit unverändert gut bleibt. Die Alkoholwirkung wird durch Buspiron nicht potenziert.

Das Umsetzen eines zuvor mit Benzodiazepinen behandelten Patienten gestaltet sich i. allg. schwierig. Patienten, die die Sofortwirkung von Benzodiazepinen erlebt haben, erwarten entsprechendes von Buspiron, müssen sich aber mit dessen verzögertem Wirkungseintritt abfinden. Oft werden die nach Absetzen von Benzodiazepinen auftretenden, mitunter über Wochen anhaltenden Entzugssymptome – vom Patienten und auch vom behandelnden Arzt! – als »Verschlechterung« der Angstsymptomatik unter Buspirontherapie interpretiert. Nur mit Geduld und guter psychotherapeutischer Führung gelingen die Versuche, Benzodiazepinpatienten auf Buspiron umzusetzen. Deswegen empfiehlt es sich, Erstbehandlungen vom Patienten mit generalisierter Angst möglichst mit Buspiron oder Opipramol durchzuführen.

Man kann auch mit *Antidepressiva* oder niedrigdosierten *Neuroleptika* Behandlungsversuche machen.

Wenn Patienten mit generalisierter Angst einer medikamentösen Therapie völlig ablehnend gegenüberstehen, sind sie manchmal dazu bereit, ein »Phytoanxiolytikum« einzunehmen. Dann ist es zweckmäßig – zumindest für die medikamentöse Initialbehandlung – ein Kavapräparat einzusetzen.

Medikamentöse Behandlung von Phobien

> Die im Gegensatz zu Spontanängsten nur bei der Konfrontation mit bestimmten, als bedrohlich erlebten Objekten oder Situationen auftretenden Phobien sind eine Domäne der Verhaltenstherapie.

Bei »*einfachen agoraphobischen Störungen*« ist die *konfrontative Verhaltenstherapie* die Methode der Wahl. Anxiolytika können aber zusätzlich eingesetzt werden und dann unterstützende Wirkungen entfalten. Die Anxiolytika sollten nur eine begrenzte Zeit und nur so lange verordnet werden, bis die Verhaltenstherapie *ohne* zusätzliche anxiolytische Therapie fortgesetzt werden kann.

Da Patienten mit Agoraphobien häufig auch depressive Symptome haben, kommen – außer den Benzodiazepinen – v. a. *Antidepressiva* (trizyklische Antidepressiva und SSRI) in den für die Depressionstherapie üblichen Dosierungen in Betracht. In jüngerer Zeit ist hervorgehoben worden, daß *Clomipramin* in dieser Indikation besonders gut wirksam ist (50–100 mg/die). Bei »reiner«, »isolierter« Agoraphobie ohne depressive Begleitsymptomatik wird von einigen Autoren von trizyklischen Antidepressiva abgeraten und allenfalls die Therapie mit MAO-I als gerechtfertigt angesehen. Wenn ein phobisches Syndrom mit Zwangsymptomen einhergeht, kommt für die Behandlung in erster Linie Clomipramin in Betracht.

Bei phobischen Syndromen, die unter bestimmten sozialen Konstellationen auftreten (z. B. vor oder während eines Bühnenauftritts oder vor einer freien Rede) können auch *Betarezeptorenblocker* hilfreich sein. Bei Patienten mit situationsbedingten sozialen Phobien und auch bei den Ausbildungs- und Berufsängsten kann die prophylaktische Anwendung der Anxiolytika auf die angstauslösenden Situationen beschränkt werden. Bei dieser Art der situationsbezogenen Applikation von Anxiolytika muß jedoch vermieden werden, daß die konfrontative Verhaltenstherapie in den Hintergrund tritt und womöglich die Einnahme des Anxiolytikums (v. a. wenn es sich um ein Benzodiazepin handelt) in einen symptomerhaltenden Konditionierungsprozeß eingebaut wird.

Bei *sozialen Phobien* sollten Anxiolytika nur dann eingesetzt werden, wenn gleichzeitig auch verhaltenstherapeutische Maßnahmen (z. B. Gruppentherapie, soziales Kompetenztraining) eingeleitet worden sind. In jüngster Zeit ist nachgewiesen worden, daß das Antidepressivum Moclobemid bei sozialen Phobien wirksam ist.

Auch bei *spezifischen Phobien* sollten Anxiolytika gegenüber der Verhaltenstherapie nur eine untergeordnete Rolle spielen. Wenn bei Patienten mit spezifischen Phobien eine ausgeprägte vegetative Irritationssymptomatik besteht, kommen zur Behandlung dieser Symptome Betarezeptorenblocker in Betracht.

Medikamentöse Behandlung von Zwangssyndromen

Bei der Therapie von Zwangssyndromen ergeben sich aus deren starker Tendenz zur Chronifizierung und dem großen Rezidivrisiko besonders schwierige Probleme. Psychoanalytische und einsichtsorientierte Psychotherapie haben sich letztlich als nicht ausreichend wirkungsvoll erwiesen. Zwangssyndrome galten deswegen für lange Zeit als weitgehend therapieresistent.

Dann wurde am Ende der 60er Jahre bei klinisch-therapeutischen Studien festgestellt, daß das trizyklische Antidepressivum *Clomipramin* eine überraschend gute Wirkung auf Zwangssyndrome besitzt.

Damals wurde anfangs unterstellt, daß diese Wirkung nur nachzuweisen sei, wenn die Zwangssymptome im Rahmen einer depressiven Symptomatik aufgetreten sind. Dieser Einwand war nicht berechtigt. Inzwischen steht fest, daß Clomipramin (100–150 mg/die; max. bis 300 mg/die) auch dann eine Wirkung auf Zwangssymptome hat, wenn diese isoliert, ohne gleichzeitige depressive Symptomatik auftreten. Da Clomipramin das trizyklische Antidepressivum mit der stärksten serotonergen Wirkung ist, erhoffte man sich von den SSRI (v.a. hinsichtlich des im Vergleich zu Clomipramin günstigeren Nebenwirkungsspektrums) einen weiteren Fortschritt in der medikamentösen Therapie der Zwangssyndrome. Für verschiedene SSRI sind inzwischen gute Wirkungen auf Zwangssyndrome nachgewiesen worden. Dennoch ist das Clomipramin bisher unverändert das offensichtlich wirksamste Medikament zur Behandlung der Zwangssymptomatik. Für die bei Zwangssyndromen fast immer indizierte und notwendige »Dauertherapie« ist Clomipramin auch heute noch das Medikament der ersten Wahl.

Der Nachweis, daß Clomipramin und SSRI bei Zwangssyndromen wirksam sind, hat zu der Auffassung geführt, daß diese »spezifische« Wirkung mit dem serotonergen Wirkungsprofil zusammenhängen würde. Da auch Buspiron ein Anxiolytikum mit akzentuiertem serotonergen Wirkungsprofil ist, kommt auch dieses Medikament für die Behandlung von Zwangs-syndromen in Betracht. Eindeutige Befunde hierzu gibt es bisher aller-dings noch nicht.

Auch bei Zwangssyndromen sollte die anxiolytische Behandlung in je-dem Falle mit einer Verhaltenstherapie kombiniert werden.

Medikamentöse Therapie der posttraumatischen Belastungsstörungen

Da es sich bei den posttraumatischen Belastungsstörungen i. allg. um chronifizierte Angstsyndrome handelt, muß man von vornherein eine langfristige anxiolytische Behandlung planen.

Deshalb sollten Benzodiazepine möglichst nicht eingesetzt werden. Oft sind aber auch bei diesen Patienten die Benzodiazepine nicht zu umgehen. Vor deren Einsatz sollte jedoch in jedem Falle versucht werden, die Angst-symptomatik mit *Antidepressiva* zu behandeln. Außerdem empfiehlt es sich bei diesen Angstsyndromen, eine kombinierte Psycho- und Pharma-kotherapie durchzuführen. Als Psychotherapie kommen bei posttraumati-schen Belastungsstörungen auch psychodynamisch orientierte Behand-lungsmethoden in Betracht. Außer den klassischen trizyklischen Anti-depressiva und den älteren irreversiblen MAO-Inhibitoren sind in den letzten Jahren mit ebenfalls durchaus gutem Erfolg Antidepressiva aus der SSRI-Gruppe (z. B. Fluoxetin) eingesetzt worden. In jüngster Zeit wurde auf die guten Behandlungsresultate mit Brofaromin hingewiesen. Nur wenn mit allen diesen anxiolytisch wirkenden Antidepressiva innerhalb einiger Wochen keine wesentliche Besserung erzielt werden konnte, sollte dann eine Behandlung mit Benzodiazepinen angeschlossen werden.

LITERATUR

Ananth I, Lin KM (1986) Propranolol in psychiatry. Neuropsychobiology 15:20–27
Benkert O, Hippius H (1996) Psychiatrische Pharmakotherapie. 6. Auflage, Springer, Berlin Heidelberg New York Tokyo
Benkert O, Hippius H (1998) Kompendium der Psychiatrischen Pharmakotherapie. Springer, Berlin Heidelberg New York Tokyo
Braestrup C, Nielsen M (1980) Benzodiazepine receptor. Arzneimittelforschung 30(I)/5a: 852–857

Buchheim P (1997) Psychotherapie und Psychopharmaka: Störungsorientierte Behandlungsansätze – kombinierte Therapie. Schattauer, Stuttgart New York

Davidson IRT (1992) Drug therapy of post-traumatic stress disorders. Br J Psychiatry 160:309–314

Gastpar M (1996) Clomipramin – Bilanz und Perspektive. Thieme, Stuttgart New York

Grohmann R, Rüther E, Schmidt LG (1994) Unerwünschte Wirkungen von Psychopharmaka – Ergebnisse der AMÜP-Studie. Springer, Berlin Heidelberg New York Tokyo

Kapfhammer HP (1995) Benzodiazepine bei Angsterkrankungen. In: Kasper S, Möller HJ (Hrsg) Angst- und Panikerkrankungen. Fischer, Jena Stuttgart

Klein DF (1964) Delineation of two drug-responsive anxiety syndromes. Psychopharmacology 5:397–408

Ladewig D (1982) Abusus von Benzodiazepin-Tranquilizern. Med Welt: 1306–1309

Margraf J (1994) Psychotherapie der primären Angsterkrankungen, in: Expertenkreis zur Erarbeitung eines Stufenplans zur Diagnose und Therapie von Angsterkrankungen – in Zusammenarbeit mit der DEBAM (Hrsg.), Emsdetten

Möller HJ (Hrsg) (1993) Therapie psychiatrischer Erkrankungen. Enke, Stuttgart

Möller HJ (in press) Efficacy of opipramol in generalized anxiety

Möller HJ, Schmaus M (1996) Arzneimitteltherapie in der Psychiatrie. Wissenschaftliche Verlags-Gesellschaft, Stuttgart

Paumgartner G (Hrsg) (1994) Therapie innerer Krankheiten, 7. Aufl.. Springer, Berlin Heidelberg New York,

Riederer P, Laux G, Pöldinger W (Hrsg) (1995) Neuropsychopharmaka – Ein Therapiehandbuch. Band 2. Tranquilizer und Hypnotika. Springer, Wien New York

Schmidt LG, Grohmann R, Müller-Oerlinghausen B, Otto M, Rüther E, Wolf B (1989) Prevalence of benzodiazepine abuse and dependence in psychiatry in patients with different nosology. Brit J Psychiatry 154:839–843

Tyrer P, Rutherford D, Huggett T (1981) Benzodiazepine withdrawal symptoms and popranolol. Lancet I:520–522

Volz HP, Möller HJ, Sturm Y (1994) Generalisierte Angststörungen – Übersicht über Behandlungsmöglichkeiten mit Nichtbenzodiazepinen. Psychiat Pharmacother 1:101–106

Woods ICH, Winger G (1995) Current benzodiazepine issues. Psychopharmacology 118:107–115

8.3.2
Psychotherapie der Angst

Primäre und sekundäre Angstsyndrome wurden über lange Zeit hinweg oft nicht als ärztlich behandelbare Krankheiten angesehen. Es konnte manchmal mehrere Jahre dauern, bis eine richtige Diagnose gestellt wurde. Auch heute noch werden viele Angstpatienten erst sehr spät einer sachgemäßen

Therapie zugeführt. Doch auch dann ist es immer noch nicht sicher, daß im Rahmen der nun einsetzenden Behandlung *alle* Möglichkeiten ausgeschöpft werden, um die Angstsymptomatik wirkungsvoll und nachhaltig zu beeinflussen. Das liegt in erster Linie daran, daß noch bis vor wenigen Jahren die Ansichten über die sachgemäße Behandlung von Angstsyndromen erheblich voneinander abwichen: Es wurden oft einseitige Positionen vertreten, die entweder *nur* einer psychotherapeutischen Behandlung Erfolgsaussichten einräumten oder *nur* eine Pharmakotherapie als aussichtsreich ansahen. Diese einlinigen, die jeweils anderen Positionen ablehnenden Betrachtungsweisen sind falsch. Heute muß man davon ausgehen, daß Pharmakotherapie und Psychotherapie keine sich gegenseitig ausschließenden Behandlungsprinzipien sind, sondern daß beide Behandlungsansätze miteinander integriert – und ergänzt durch unspezifische Therapiemaßnahmen – zur Grundlage eines für jeden Patienten individuell festzulegenden *Gesamtbehandlungsplans* gemacht werden müssen (siehe Seite 147).

Die Möglichkeiten, Angstsyndrome erfolgreich zu behandeln, wurden durch die Einführung der Anxiolytika entscheidend verbessert. Anfangs wurde allerdings in der medikamentösen Behandlung von Angstsyndromen nur eine unspezifische Dämpfung gesehen. Seit es jedoch in den letzten Jahren klar wurde, daß durch Anwendung verschiedener Anxiolytika eine *pharmakologische Differentialtherapie* der verschiedenen Angstsyndromen möglich geworden ist, betrachtet man die Anxiolytika zurecht als eine spezifische Behandlungsmethode.

Entsprechende Wandlungen haben auch die Ansichten über die Möglichkeiten der *Psychotherapie von Angstsyndromen* durchlaufen. Früher wurde die Psychotherapie von Angstsyndromen – von Vertretern der Psychotherapie ohne weitere wissenschaftliche Überprüfung – als die einzig wirksame Behandlungsmethode bei diesen Krankheitsbildern angesehen, während zur gleichen Zeit Kritiker der psychotherapeutischen Methoden deren Wirksamkeit grundsätzlich in Frage stellten. Diese unbefriedigende Situation ist in den letzten Jahren überwunden worden. Es gibt inzwischen methodisch gut geplante und sorgfältig durchgeführte empirische Überprüfungen der Wirksamkeit einiger (keineswegs aller!) psychotherapeutischer Behandlungsverfahren. Die Ergebnisse solcher Untersuchungen zeigen, daß psychotherapeutische Methoden bei bestimmten Angstsyndromen wirksam sind. Damit ist nicht nur der Beweis der Wirksamkeit der Psychotherapie erbracht worden; gleichzeitig sind auch die Möglichkeiten einer *differentiellen Psychotherapie der Angstsyndrome* geschaffen worden.

8.3.2.1
Allgemeine Gesichtspunkte

Psychotherapie und Pharmakotherapie sind die beiden zusammengehörenden Grundpfeiler der Therapie von Angstsyndromen, die als *»spezifische Behandlungsmethoden«* anzusehen sind, weil sie gerichtet (»spezifisch«) auf Basisprozesse einwirken, deren Rolle für die Entstehung von Angst bewiesen oder postuliert worden ist.

Während bis etwa 1960 die psychoanalytischen Behandlungsverfahren bei Angsterkrankungen dominierten, wurden Mitte der 70er Jahre erste Berichte über erfolgreiche verhaltenstherapeutische Behandlungen (systematische Desensibilisierung bei Phobien) publiziert. Diese Befunde wurden sehr schnell bekannt und wurden von vielen Seiten bestätigt. Das hatte zur Folge, daß anfangs das Prinzip der systematischen Desensibilisierung bei Angsterkrankungen mit Verhaltenstherapie gleichgesetzt wurde. In den zurückliegenden 20 Jahren ist nun jedoch eine *Vielfalt von verhaltenstherapeutischen Methoden* beschrieben worden.

Stark vereinfacht ausgedrückt beruht jede Form der Psychotherapie letztlich darauf, daß Neues erlernt und Unerwünschtes verlernt oder umgelernt wird. Ersetzt man die Begriffe der Verhaltenstherapie durch das Vokabular anderer psychotherapeutischer Behandlungsverfahren, so wird deutlich, daß die auf Prinzipien der Lerntheorie basierende Verhaltenstherapie vielfältige Beziehungen zu anderen psychotherapeutischen Behandlungsmethoden – bis hin zur Tiefenpsychologie – hat. So hat der Begriff »Lernen« durchaus eine Entsprechung in dem Begriff »Einsicht gewinnen«, der Begriff »Verlernen« hat Beziehungen zum Phänomen der »Verdrängung«.

Die Möglichkeiten der psychotherapeutischen Behandlung von Angst reichen von übenden und supportiven Therapien wie autogenes Training, Assertiveness-Training, Verhaltenstherapie und Psychodrama bis hin zu den aufdeckenden Therapieformen wie Gestalttherapie und analytischer Gruppen- und Einzeltherapie.

Grundlage der Psychotherapieforschung war jahrzehntelang nur die Methode des intraindividuellen »Vorher-Nachher-Vergleichs«. Als dies zunehmend mehr auf Kritik stieß und die Effekte der (psychoanalytischen) Psychotherapie als nicht grundlegend verschieden von Spontanremissionen psychischer Störungen angesehen wurden, sind in jüngerer Zeit wissenschaftlich fundierte vergleichende Untersuchungen mit verschiedenen Formen der Psychotherapie durchgeführt worden. Zur Kontrolle wurden Wartelisten- und Placebo-Gruppen herangezogen. Schließlich wurden umfangreiche Metaanalysen durchgeführt. Heute ist davon auszugehen, daß die Wirksamkeit verschiedener psychotherapeutischer Methoden wissenschaftlich gesichert ist, und im Zusammenhang damit ist auch die noch in den 8oer Jahren als sogenanntes »Äquivalenzparadoxon« vertretene Auffassung, alle traditionellen Psychotherapien seien vergleichbar wirksam, widerlegt worden.

Die aktuelle differentielle Psychotherapie-Effizienzforschung befaßt sich mit der Frage

- welche Behandlungsverfahren
- durch welchen Therapeuten angewandt
- für welche Patienten
- bei welchen Erkrankungen
- in welchem Abschnitt des Krankheitsverlaufs
- zu welchen Ergebnissen führen.

Mit diesem Forschungsansatz wurde der »Uniformitätsmythos« überwunden, der davon ausging, daß ein bestimmtes Behandlungskonzept bei einer bestimmten Erkrankung stets zu einem gleichartigen Behandlungsergebnis führen würde.

8.3.2.2
Verhaltenstherapie

Jede Verhaltenstherapie muß sich am Einzelfall orientieren. Mit stereotypen Anwendungen der verschiedenen Formen der Verhaltenstherapie im Sinne von »Kochrezepten« wird man den vielfältigen Möglichkeiten dieser Behandlungsmethode nicht gerecht.

Entgegen einer weit verbreiteten Ansicht beruht die Verhaltenstherapie nicht auf einer in sich geschlossenen und homogenen Theorie. Die Verhaltenstherapie hat sich in verschiedenen Schulen aus unterschiedlichen

Ansätzen heraus entwickelt. Einige Grundannahmen sind jedoch den verschiedenen Verhaltenstherapiemethoden gemeinsam, so etwa die empirische Orientierung und die Annahme, gestörtes wie ungestörtes Verhalten könne sich nach den gleichen Regeln herausbilden und pathologisches und ungestörtes Verhalten seien erlernt. Verhaltenstherapeutische Modelle gehen davon aus, daß es oft genügt, Faktoren, die ein unerwünschtes Verhalten aufrechterhalten, zu löschen bzw. zu verlernen, um dadurch krankheitswertige Störungen zu beseitigen; es sei nicht unbedingt erforderlich, daß unbewußt und oft schwer eruierbare Bedingungsfaktoren von Störungen bearbeitet würden.

Die ältesten Modelle der Verhaltenstherapie beruhen auf neurophysiologischen, von I. P. Pawlow formulierten Konzepten. Das Prinzip des Konditionierens wandte J. Wolpe 1958 erstmals auf die Therapie pathologischer Angststörungen an. Die von Wolpe und seinen Mitarbeitern A. Lazarus und S. Rachmann entwickelte Methode der systematischen Desensibilisierung wurde zu einem Modellfall verhaltenstherapeutischer Verfahren und des prinzipiellen (schrittweisen) und auf die individuelle Bedingungen bezogenen Vorgehens in der gesamten Verhaltenstherapie.

Im Laufe der Zeit wurde zunehmend klarer, daß das Konditionierungsparadigma zwar ein hilfreiches Konzept zum Verständnis einiger Symptome von Verhaltensstörungen ist, daß es aber zur Klärung von komplexeren Ursachen und zur Entwicklung von Therapiekonzepten nur beschränkt tauglich ist.

> Verhaltenstherapie basiert ursprünglich auf unidirektionalen (neurophysiologischen) Modellen, die von einfachen Reiz-Reaktions-Abfolgen als wesentlichem Grundmuster menschlichen Verhaltens ausgingen.
>
> Im Laufe der letzten Jahrzehnte hat sich die Verhaltenstherapie jedoch von einem linearen Lernmodell zu multifaktoriellen, theoretisch gut begründeten Prozeß – und Regelkreismodellen entwickelt. In diesen modernen Regelkreismodellen haben kognitive, aber auch affektive Faktoren einen hohen Stellenwert.

Die Weiterentwicklung der theoretischen Grundannahmen der Verhaltenstherapie hat in der praktischen Anwendung dazu geführt, daß Patienten aktiver in den therapeutischen Prozeß einbezogen werden. Der Patient wird aufgefordert, selbst Problemlösestrategien zu entwickeln. Therapiemotivation wie auch die persönliche Beziehung zwischen Patient und Therapeut spielen eine zunehmend größere Rolle bei der Gestaltung des Behandlungsverlaufs. Die reine Symptombeseitigung ist in den Hintergrund getreten. Ganzheitliche Behandlungskonzepte spielen für die Verhaltenstherapie eine immer größere Bedeutung. Die Einbeziehung kognitiver Elemente in die Verhaltenstherapie wird besonders deutlich bei den Lernmethoden zur Verhaltensänderung oder auch bei den Methoden der kognitiven Umstrukturierung. Emotionen, Stimmungen und Motivation werden in die Verhaltensanalyse und in die daraus abgeleiteten Therapiekonzepte einbezogen. Diese kognitiven Modelle beruhen auf der Annahme, daß Kognitionen den gleichen Regeln folgen, wie das beobachtbare Verhalten, daß sie deshalb einen wesentlichen Bestandteil des gesamten Therapieprozesses darstellen. Schließlich werden in verhaltenstherapeutischen Konzepten auch zunehmend mehr soziale und biologische Faktoren berücksichtigt.

Praktisches Vorgehen bei Verhaltenstherapie

Bevor eine Verhaltenstherapie begonnen wird, ist das *Therapieziel* zu definieren und in Zusammenhang damit festzulegen, mit welcher *Methode die Verhaltenstherapie* durchgeführt werden soll.

Therapieziel

Es ist zweckmäßig, mit dem Patienten konkrete Therapieziele schon zu Beginn der Behandlung zu vereinbaren. Bei Patienten mit weitgehend unstrukturierten Ängsten und Problemen kann dabei die Anwendung von Angstskalen nützlich sein. Die Operationalisierung der verschiedenen Ängste und dann die regelmäßige Einschätzung des Therapiefortschritts können entscheidend zur positiven Bewertung des therapeutischen Prozesses und damit zur weiteren Therapiemotivation beitragen. Dabei ist stets zu prüfen, welche Ängste mit welchen sozialen Aktivitäten zusammenhängen und welches Ausmaß die Verminderung der Angst erreichen muß, damit der Patient eine definierte, von ihm gewünschte »Lebensqualität« erreicht. Bei der Therapie von Angstsyndromen müssen unterschiedliche Grundpersönlichkeiten, individuelle Toleranz gegenüber Ängsten, differierende Lebensphilosophien und bestehende Einstellungen zu den verschiedenen Therapieverfahren in den Entscheidungsprozeß bei der Wahl des therapeutischen Vorgehens und bei der Definition des therapeutischen Ziels berücksichtigt werden.

Wahl der Behandlungsmethode

Ausgangspunkt für die Planung einer Verhaltenstherapie ist immer die grundsätzliche Frage:

- Welche der verschiedenen verhaltenstherapeutischen Methoden ist für den Patienten geeignet?

Bei der Beantwortung dieser Frage müssen von vornherein weitere Gesichtspunkte berücksichtigt werden:

- Kann dem Patienten eine Therapie zugemutet werden, die gegebenenfalls zu einer vorübergehenden Intensivierung der Angst führt?

Außerdem sind auch scheinbar nebensächliche Probleme zu beachten:

- Findet sich ein geeigneter Therapeut in räumlicher Erreichbarkeit des Patienten?
- Ist dort in einer zur Dringlichkeit der Behandlung angemessenen Zeit ein Therapieplatz verfügbar?
- Wie groß ist die Aussicht, daß die häufig nicht unbeträchtlichen Kosten für das therapeutische Verfahren von einem Kostenträger übernommen werden?

Tabelle 8.1 gibt einen zusammenfassenden Überblick über das zur Verfügung stehende Spektrum an Therapieverfahren und vermittelt erste Hinweise auf differentielle Indikationsstellungen.

Das schrittweise Vorgehen der Verhaltenstherapie kann vereinfacht in sieben Stufen dargestellt werden:

Stufe 1: Nach Klärung von formellen Fragen wird die voraussichtliche Therapiedauer vereinbart. Im Mittelpunkt der ersten Stufe steht die Gestaltung eines kooperativen Arbeitsbündnisses zwischen Patient und Arzt. Die umfassende Aufklärung über die Inhalte des therapeutischen Geschehens und größtmögliche Transparenz bezüglich jedes einzelnen Behandlungsschritts ist elementarer Bestandteil jeder Verhaltenstherapie.

Stufe 2: Es folgt eine möglichst detaillierte Verhaltensanalyse, die eine Beschreibung eines funktionalen Bedingungsmodells einschließt. Die präzise Beschreibung des Verhaltens beginnt zunächst mit Merkmalen auf individuell-psychologischer Ebene und führt dann zur Analyse von komplexeren Verhaltenszusammenhängen im partnerschaftlichen, familiären und sozialen Bereich.

Tabelle. 8.1. Überblick über verhaltenstherapeutische Methoden

Beeinflussung des Verhaltens	Operante Verfahren
Angstmanagement: Methoden der Angstbewältigung und Reizkontrolle	*Konfrontationsverfahren:* ● Massierte Konfrontation ● Systematische Desensibilisierung ● Paradoxe Vorgehensweisen
Therapieprinzipien	**Behandlungsverfahren**
Veränderung der Konsequenzen	● Positive Verstärkung (token economy) ● Bestrafung (»time out«, Aversionsverfahren)
Strategien der Selbstkontrolle	*Selbstkontrollmanagement:* ● Selbstbeobachtung ● Selbstverstärkung ● Kontingenzkontrolle ● Kontraktmanagement
Kognitive Techniken	*Kognitiv-übende Verfahren:* ● Problemlösetraining ● Kognitive Therapie (nach Beck) ● Rational-emotive Therapie (nach Ellis)

Stufe 3: Auf dieser Stufe werden Annahmen über die Motivation des gestörten Verhaltens formuliert. Dabei soll auch geklärt werden, inwieweit eine echte Motivation zur Änderung des jeweiligen Verhaltens gegeben ist. Es ist zu klären, ob der betroffene Patient aus eigenem Antrieb eine Therapie anstrebt oder durch äußere Konstellationen zur Behandlung gedrängt wird (Fremdmotivation).

Stufe 4: Das für den einzelnen Patienten geeignete Therapieverfahren wird festgelegt. Außerdem werden »Problemhierarchien« definiert. So werden z. B. die Auslöser für phobische Ängste nach ihrer kritischen Bedeutsamkeit geordnet. Die ursprünglichen globalen Therapieerwartungen werden als konkrete therapeutische Teil- und Gesamtziele definiert. Negativ formulierte Therapieerwartungen des Patienten, wie z. B. »die Ängste sollen endlich weggehen« sollten durch den Therapeuten in eine positiv formulierte Metapher übersetzt werden wie z.B. die

Treppenhausmetapher: Patient und Therapeut steigen im Laufe des therapeutischen Prozesses im Treppenhaus eines mehrgeschossigen Gebäudes nach oben. Beim Höhersteigen wird auf jedem Treppenabsatz ein Teil der Probleme abgeladen; das definierte Therapieziel wird z.B. im 7. Stockwerk erreicht.

Oder die

Bilanzierungsmetapher: Die Gesamtheit des analysierten Verhaltens wird global, in Form eines »Kuchendiagramms« dargestellt. Normalem sowie gestörtem Verhalten werden definierte Anteile zugewiesen. Die gegenwärtige Situation wird den zu vereinbarenden Zielvorstellungen gegenübergestellt.

Die Metaphern können zwar beliebig gewählt werden, sollten aber immer positiv formuliert und der individuellen Vorstellungswelt des einzelnen Patienten angepaßt werden.

Stufe 5: Durchführung verändernder Interventionen: Abbau von Symptomen und Problemverhalten. Reduktion von Faktoren, die gestörtes Verhalten unterstützen. Aufbau von alternativem Verhalten; dabei spielen Abwägungen zwischen möglichem Nutzen gegenüber Aufwand und Risiken der Therapie ebenso eine Rolle wie bei anderen Therapieverfahren. Besondere Bedeutung haben das Prinzip der kleinen Schritte sowie die vermittelte Hilfe zur Selbsthilfe.

Stufe 6: Generalisierung für den Alltag; die neuen Verhaltensweisen werden in der natürlichen Umgebung (»in vivo«) geübt. Entsprechende praktische Übungen werden zwischen den einzelnen Therapiesitzungen vereinbart. Die Einbeziehung des natürlichen Umfelds betrifft auch die Bezugspersonen. Hierzu gehört auch das Erlernen adäquater Regeln zum kognitiv konzipierten Verhalten bzw. die Entwicklung von Problemlösungs- und Selbstmanagementfähigkeiten.

Stufe 7: Evaluation des therapeutischen Fortschritts. Am Ende der Behandlung wird die Evaluation der bisher erreichten therapeutischen Teilerfolge zusammengefaßt. Die regelmäßige Bewertung von erwünschtem bzw. unerwünschtem Verhalten wird am Ende der Behandlung durch eine »prae-post-Evaluation« ergänzt. Dafür bieten sich einfache Instrumente zur Quantifizierung des Therapieerfolgs an: wird der Ausgangsbefund mit 0 % definiert und das Therapieziel mit 100 % festgelegt, kann das tatsächlich erreichte therapeutische Ergebnis auf dieser Skala durch den Patienten selbst eingeschätzt werden.

Der siebenstufige modellhaft skizzierte Behandlungsprozeß ist sowohl für die praktische Durchführung einer Verhaltenstherapie als auch für deren Strukturierung und die Erfolgsbeurteilung hilfreich.

Allen verhaltenstherapeutischen Verfahren gemeinsam ist die Auseinandersetzung mit den als problematisch erkannten bzw. erlebten Situationen (Stimuluskonfrontation). Ohne direkte bzw. durch das Therapieverfahren modifizierte Konfrontation sind Verhaltensänderungen nicht zu erwarten.

Konfrontative Behandlungsverfahren

Bei der Durchführung einer Konfrontationstherapie erfolgt eine unmittelbare Darbietung oder ein aktives Aufsuchen der angstmachenden Situation. Der Aufforderung zur Konfrontation begegnen die Patienten fast immer mit einer stark aversiven Einstellung. Bei der Konfrontation in der realen Situation (»in vivo«) oder in der Vorstellung (»in sensu«) kommt es regelmäßig zu kontinuierlich ansteigender Angst, Unruhe und dem Bedürfnis, vor der angstmachenden Situation zurückzuweichen bzw. sich ihr erst gar nicht zu stellen. Dieses *Vermeidungsverhalten* erlebt der Patient aus seiner Sicht als »Selbsthilfe«. Letztlich resultiert aus dem Vermeidungsverhalten jedoch eine negative Verstärkung. Die Dauer des Vermeidungsverhaltens ist für die Chronifizierung der Angst verantwortlich. Verminderung des Vermeidungsverhaltens ist die entscheidende Voraussetzung für eine erfolgreiche Behandlung dieser Art der Angst. Der Patient kann nur dann erleben und lernen, daß die von ihm erwarteten Konsequenzen bei definierten, angstmachenden Situationen nicht eintreten, wenn das Vermeidungsverhalten konsequent unterbunden wird und er sich systematisch, Schritt für Schritt, mit allen phobischen Ängsten konfrontiert. Das Therapiekonzept setzt voraus, daß die zu behandelnden Krankheiten mit Ängsten einhergehen, die irrationale Konsequenzen beinhalten. So vermeidet ein Patient z. B. das Überqueren von Verkehrswegen jeder Art, weil er befürchtet, er würde Fahrzeugfahrer zu unabsichtlichen Bremsreaktionen nötigen, wodurch andere dann zu Schaden kommen könnten.

Das zentrale Prinzip der Verhaltenstherapie durch Konfrontation ist, die Angst in den konkreten phobischen Situationen zu erleben, gleichzeitig aber zu erfahren, daß die erwarteten Folgen in der gegebenen Situation nicht eintreten. Diese Vergewisserung führt zur deutlichen Reduktion von Angst, Unruhe und negativen Begleitsymptomen der Angst.

Die wichtigste technische Regel der konfrontativen Verhaltenstherapie bei Angstsyndromen ist, daß die Phase der Angstreduktion durchlaufen sein muß, bevor die nachfolgende Behandlungsstufe eingeleitet werden kann.

Der Patient sollte sich nicht aufgrund einer überwiegend externen Motivation (etwa durch direktive Anleitung des Therapeuten) mit den angstmachenden Situationen konfrontieren, sondern vorrangig deshalb, weil er den therapeutischen Nutzen erkannt, die therapeutischen Regeln akzeptiert und sich mit den einzelnen Behandlungsschritten identifiziert hat. Im Laufe des Behandlungsprozesses wird der Patient Alternativen zu seinem bisherigen Vermeidungsverhalten lernen. In der Regel haben Angstsyndrome (aber auch Zwangssyndrome) die deutliche Tendenz, sich mit zunehmender Krankheitsdauer auf immer weitere Lebenssituationen auszuweiten. Der verbleibende Lebensraum des Betroffenen wird deshalb zunehmend mehr eingeengt. Das führt z.B. bei vielen Angstpatienten schließlich dazu, daß sie bei fortgeschrittener Erkrankung ihre häusliche Umgebung weder alleine noch mit Begleitung verlassen können.

Im Laufe einer erfolgreichen Verhaltenstherapie entwickelt der Patient zunehmend mehr Selbständigkeit, eine bessere Steuerung seines Verhaltens sowie eine Erweiterung seiner Handlungsmöglichkeiten. Mit der zunehmenden Effizienz seines »Selbstmanagements« kommt es zu einer *positiven Verstärkung* des neu erlernten Verhaltens.

Die Methode der konfrontativen Verhaltenstherapie kann in vielfältiger Weise modifiziert werden:

- individuelle Therapie oder in Gruppen,
- massierte Konfrontation mit Angst (Flooding) oder schrittweise Konfrontation (Desensibilisierung),
- Konfrontation mit realen Situationen (in vivo) oder in bildhaft-konkreter Vorstellung (in sensu),
- die Therapie kann durch ein eigenständig verantwortetes oder aber therapeutenbegleitetes Behandlungsprogramm erfolgen.

Der Erfolg einer adäquaten Verhaltenstherapie bei phobischen Störungen wird in den meisten Studien mit etwa 80–90 % angegeben. Die Ergebnisse bei Zwangssyndromen sind deutlich schlechter.

Systematische Desensibilisierung

Die systematische Desensibilisierung ist vom physiologischen Prinzip der reziproken Hemmung abgeleitet worden. Angstinduzierende Reize werden mit angenehmen Reizen verknüpft. Über eine reziproke Hemmung führen die angenehmen Reize zur Reduktion von Angst, Unruhe und Spannung. Die einzelnen Stimuli, die Angst auslösen, werden sorgfältig hierarchisiert. Als positive Stimuli werden in der klinischen Anwendung z. B. die progressive Muskelrelaxation nach Jakobson, autogenes Training oder ähnliche Entspannungsverfahren angewandt. Das Behandlungsverfahren ist bezüglich seiner theoretischen Begründung, seiner Anwendungsregeln und seiner Indikationstellungen allerdings umstritten. Es wird nur noch angewandt, wenn Patienten nicht zu einer massierten Exposition gegenüber angstauslösenden Situationen motivierbar sind.

Flooding

Mit dem Begriff Flooding (Reizüberflutung) wird das heute am häufigsten angewendete Verhaltenstherapieverfahren bezeichnet, bei dem Patienten massiert den angstmachenden Situationen ausgesetzt werden. In der Regel wird die Exposition in vivo, d. h. in der Realität mit praktischen Übungen, durchgeführt. Die direkte Konfrontation mit angstmachenden Situationen ist das verhaltenstherapeutische Verfahren mit der höchsten Effizienz. Das Verfahren wird wider Erwarten von der Mehrzahl der Angstpatienten besser akzeptiert als die systematische Desensibilisierung.

Löschung

Diese besonders pragmatische Variante der Verhaltenstherapie wird ebenfalls zur Behandlung von klinisch relevantem Angst- und Vermeidungsverhalten eingesetzt. Ziel der Behandlung ist neben der Veränderung von krankheitswertigen Verhaltensmustern, das Erlernen von weniger angstbesetzten Verhaltensalternativen und die Umstrukturierung von angstinduzierenden Erwartungen. Im Unterschied zu anderen verhaltenstherapeutischen Verfahren wird bei der graduierten Löschung eine Angstexposition nach hierarchischer Abstufung in der Weise vorgenommen, daß Vermeidungsreaktionen nicht auftreten. Die Methode legt besonderen Wert auf das Erlernen von angstfreien Verhaltensalternativen und versucht diese durch operante Verfahren konkret auszuformen.

Kontingenzmanagement

Im verhaltenstherapeutischen Vokabular meint der Begriff Kontingenz die gesetzmäßige Beziehung zwischen Verhalten einerseits und den daraus resultierenden Konsequenzen andererseits. Das bekannteste Beispiel für Kontingenzmanagementtraining ist das »Token-economy-(Tauschpfand) Verfahren«; damit versuchte man in psychiatrischen Kliniken, den aus den Erkrankungen selbst und aus dem Milieu erwachsenden Antriebsstörungen bei chronisch Kranken entgegenzuwirken. Das im Kontingenzmanagement enthaltene pädagogische Prinzip hat zwar heute noch seine Gültigkeit, als eigenständiges Verfahren hat es aber an Bedeutung verloren.

Verhaltenstherapie bei den verschiedenen Angstsyndromen

Die von unterschiedlichen theoretischen Grundannahmen ausgehenden verhaltenstherapeutischen Verfahren sind für die verschiedenen Angstsyndrome differenziert weiterentwickelt worden. Daraus sind differentielle Indikationsrichtlinien für verschiedene Methoden der Verhaltenstherapie abgeleitet worden:

Folgende Verhaltenstherapieverfahren sind bei den einzelnen Angststörungen indiziert:

- Agoraphobien (F40.00, F40.01): konfrontative Therapieverfahren; vorwiegend in Einzelbehandlung; In-vivo-Exposition; Konfrontationsart massiert, Flooding
- Sozialphobie (F40.1): konfrontative Therapieverfahren; vorwiegend in Gruppenbehandlung; Training sozialer Kompetenzen; In-vivo- und In-sensu-Exposition
- Spezifische Phobien (F40.2): konfrontative Therapieverfahren; in Einzel- und Gruppenbehandlung; In-vivo-Exposition
- Panikstörung (F41.0): eingehende somatische Abklärung; Aufklärung über »circulus vitiosus« (Abb. 8.1); Konfrontation mit (fehlinterpretierten) körperlichen Funktionswahrnehmungen

Unabhängig von den differentiellen Indikationen gibt es aber Komponenten der verhaltenstherapeutischen Behandlungsverfahren, die immer zur Verhaltenstherapie von Angst gehören:

> Vielen verhaltenstherapeutischen Behandlungsverfahren sind folgende Komponenten gemeinsam:
>
> 1. Konfrontation des Patienten mit angstauslösenden Situationen, verbunden mit dem therapeutischen Ziel der Habituation
> 2. Identifizierung von irrationalen Gedanken
> 3. Erlernen und Üben von neuen Bewältigungsstrategien
> 4. Kognitive Umstrukturierung irrationaler Gedanken und Bewertungsmaßstäbe des Angstpatienten

Verhaltenstherapie bei Agoraphobie

Agoraphobische Syndrome kommen nicht nur bei primären Angstsyndromen sondern auch bei anderen psychiatrischen Erkrankungen vor (z.B. bei Depressionen). Wenn eine Agoraphobie vorliegt, muß immer geprüft werden, ob im Beginn der Erkrankung auch *Panikattacken* aufgetreten sind, und ob die jetzt im Vordergrund stehenden agoraphobischen Störungen Folgen der Erwartungsängste vor weiteren Panikattacken sind. Beim *Paniksyndrom* gilt, daß eine Kombination von psychopharmakologischen Behandlungsverfahren mit verhaltenstherapeutischen Vorgehen wirksamer ist, als die Einzelkomponenten beider Therapieverfahren. Sowohl eine gestufte, hierarchisierte Form der Angstexposition als auch eine massierte Form der Angstexposition in Form des Flooding ist wirksam. Hinsichtlich der Langzeiteffekte ist die massierte Angstexposition der systematischen Desensibilisierung deutlich überlegen. Bei der praktischen Durchführung sollte in der Regel mit der am stärksten belastenden Situation begonnen und diese in der konkreten Situation durchlebt werden. Entgegen der weitverbreiteten Annahme ist das Flooding-Verfahren die für den Patienten schonendere Behandlung. Beim abgestuften Verfahren erlebt der Patient die schlimmste Situation erst am Ende des Therapieprogramms und oft bauen sich bei diesem Verfahren die Ängste von Behandlungsschritt zu Behandlungsschritt immer stärker auf. Nachteilig kann bei einer hierarchischen Exposition auch sein, daß der Patient seine vorher erreichten Therapieerfolge wieder abwertet, da er ja schlimmste Angstsituationen noch nicht bewältigt hat (Praxis der konfrontativen Verhaltenstherapie bei agoraphobischen Syndromen: Bartling et al, 1980).

Verhaltenstherapie bei Sozialphobien

Bei der Behandlung dieser Störung haben sich die Methoden des Psychodramas und des Rollenspiels bewährt. In der Gruppensituation können therapierelevante Szenen herbeigeführt und bearbeitet werden. In diesem Rahmen können angstauslösende Situationen (z. B. Gespräche anknüpfen; Passanten um Parkgroschen fragen; Beschwerden wegen mangelhafter Bedienung vorbringen; einen freien Vortrag halten) nachgestellt werden (Manual für Training sozialer Kompetenz: Hirsch und Pfingsten, 1991).

Bei weitem nicht alle Sozialphobien manifestieren sich als konkrete Störungen im Sozialverhalten; in diesen Fällen sind die genannten übenden Verfahren dann auch wenig wirksam. Bei dieser Konstellation sind Verfahren zur kognitiven Umstrukturierung erfolgreicher. Dabei kommt es dann darauf an, die negativen Bewertungsmaßstäbe auf einer gedanklichen und affektiven Ebene umzubewerten (Heimberg et al, 1987).

Verhaltenstherapie der spezifischen Phobien

Die auf spezifische Situationen beschränkten Phobien (z. B. Angst vor dem Zahnarztbesuch; Angst beim Anblick von Blut oder von Verletzungen) werden ähnlich behandelt wie die Agoraphobie. Der individuelle Krankheitswert hängt entscheidend davon ab, ob der Betroffene die phobische Situation vermeiden kann, ohne daß daraus gravierende Einschränkungen seiner sozialen Aktionsfähigkeit resultieren. Die Behandlungsprinzipien entsprechen denen bei der Agoraphobie. Die systematische Desensibilisierung hat auch bei den spezifischen Phobien an Bedeutung gegenüber den konfrontativen Verfahren verloren.

Verhaltenstherapie des generalisierten Angstsyndroms

Bei der generalisierten Angststörung mit Symptomen der frei flottierenden Angst ist die Symptomatik besonders vielgestaltig: Nervosität, Zittern, Muskelspannung, Schwitzen, Benommenheit, Herzklopfen, Schwindelgefühle oder Oberbauchbeschwerden werden von den Patienten beklagt.

Vor allem bei konkret ausgeformten körperlichen und kognitiven Ängsten im Rahmen der generalisierten Angststörung ist Verhaltenstherapie wirksam. Dabei kommt es darauf an, die wechselseitige Verstärkung von körperlichen Phänomenen und kognitivem Erleben im Krankheitsprozeß zu unterbrechen. Bei Patienten mit generalisierter Angststörung werden körperliche Symptome im Angstgeschehen als lebensbedrohlich erlebt oder zumindest fehlinterpretiert als Symptome, die auf eine schwerwiegende Erkrankung hindeuten. Dadurch wird auf der kognitiven Ebene das Angsterleben intensiviert, wodurch es wiederum zu einer Verstärkung der körperlichen Symptome kommt. Oft genügt es, dem Patienten diese Zusammenhänge begreiflich zu machen, ihn über die Natur der von ihm als Krankheitssymptome verkannten Phänomene der Angst aufzuklären.

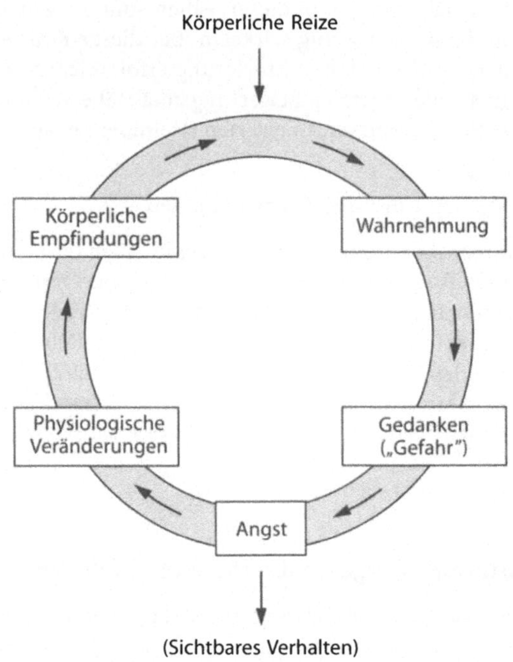

Abb. 8.1. Teufelskreis der Angst

Besonders geeignet für die Behandlung der generalisierten Angst sind u.a. Entspannungstechniken wie das autogene Training oder die progressive Muskelrelaxation nach Jacobson. Verhaltenstherapeutische Programme bei generalisierter Angst beinhalten stets auch Interventionen zum Aufbau von Selbstvertrauen und zur Neu- und Umbewertung ungünstiger Einstellungen.

Verhaltenstherapie der posttraumatischen Belastungsstörung

Beim posttraumatischen Belastungssyndrom kann die Angstsymptomatik ganz im Vordergrund stehen. Bei diesen Patienten kann dann sowohl das Verfahren der systematischen Desensibilisierung als auch die Methode des Flooding angewandt werden. Allerdings sind in dieser Indikation die verschiedenen Verhaltenstherapieverfahren weit weniger evaluiert als bei den anderen Angstsyndromen. In vielen Fällen kann es bereits genügen, daß der Hausarzt das ursächliche Trauma mit den Patienten bespricht und über die damit verbundene »in-sensu-Konfrontation« eine Gewöhnung (Habituation) erreicht. Auch wenn der Hausarzt mit verhaltenstherapeutischen Techniken im engeren Sinn nicht vertraut ist, spricht wenig dagegen, daß er sie in vereinfachter Form anwendet. Eine tragfähige Arzt-Patienten-Beziehung und im Verlauf vieler Jahre erworbene Kenntnisse der familiären und sozialen Situation unterstützen Diagnostik und Therapie.

Typische Traumen im Sinne der posttraumatischen Belastungsstörung sind z. B. der plötzliche und unerwartete Tod einer nahen Bezugsperson, das Erleben von traumatischen Unfallereignissen oder das Opfer körperlicher Gewalt geworden zu sein. Viele traumatisierende Ereignisse (z. B. Vergewaltigung, Folterung oder Kriegsereignisse) schließen eine reale Konfrontation im verhaltenstherapeutischen Setting aus. Zur Behandlung werden daher kognitive Verfahren in Anlehnung an Beck's Kognitive Therapie der Depression empfohlen. Kognitive Therapien fördern den Aufbau von Aktivitäten und zielen darauf ab, unangemessene grüblerische Gedanken, die mit dem Trauma in Verbindung stehen, zu vermindern. Ähnlich wirksam ist auch das Streßbewältigungs-Training, das aus Vermittlungen von Informationen über die Konditionierbarkeit von Angstreaktionen und über angstreduzierende Maßnahmen (Entspannung, Gedankenstop, Selbstinstruktionstraining usw.) besteht.

Hinweise für die Praxis

- Verhaltenstherapie kann ambulant oder stationär durchgeführt werden.
- Wesentlicher Bestandteil aller verhaltenstherapeutischen Programme ist eine ausführliche Information über die individuelle Angstentstehung und deren Behandlungsmöglichkeiten. Diese Informationen müssen Ausgangspunkt einer kooperativen Partnerschaft zwischen Patient und Arzt werden.
- Verhaltenstherapeutische Behandlungen sollten in der Regel in geeigneter Weise durch eine psychopharmakologische Therapie unterstützt werden. Oft genügt es, die »magischen« Effekte von anxiolytischen Psychopharmaka zu nutzen, wenn der Patient nach einmaliger oder kurzzeitiger Anwendung die prompte und zuverlässige Wirkung der Psychopharmaka erlebt. Oft ist es zur Prävention schon ausreichend, daß der Patient einige Tabletten eines Anxiolytikums mit sich führt (Talismaneffekt).
- Verhaltenstherapeutische Programme, bei denen Expositionsschritte eingeplant sind, müssen nicht zwingend in allen Ausführungsphasen vom Therapeuten oder vom Arzt selbst durchgeführt werden. Die Exposition kann ebensogut durch Angehörige, Partner oder verhaltenstherapeutisch geschultes Hilfspersonal begleitet werden.
- Im Rahmen von Verhaltenstherapien können Selbsthilfemanuale eingesetzt werden (Selbsthilfemanual: Mathews et al 1988).
- Im Durchschnitt sind für eine Verhaltenstherapie bei Angstsyndromen etwa 20 bis 40 Sitzungen erforderlich (Dies entspricht den Rahmenvereinbarungen für die Richtlinien der Kassenärztlichen Bundesvereinigung bzw. gesetzlichen Krankenversicherungen).

8.3.2.3
Psychoanalytische Behandlung von Angstsyndromen

Tiefenpsychologische (psychoanalytische) Behandlungen von Angstsyndromen werden empfohlen, wenn sich Ängste aus Entwicklungs- oder Beziehungskonflikten heraus entwickelt haben. So können z.B. generalisierte Angstsyndrome, phobische Syndrome und Panikattacken »aufdeckend« tiefenpsychologisch behandelt werden.

In einigen Probesitzungen sollte sich die für dieses Therapieverfahren notwendige Introspektions- und Bündnisfähigkeit zeigen.

Der Patient muß über das Konzept und die theoretischen Grundlagen der tiefenpsychologischen Behandlung, mögliche unerwünschte Wirkungen (z. B. vorübergehende Angstintensivierung), Behandlungsaussichten, Dauer der Behandlung und die – möglicherweise von ihm z. T. selbst zu tragenden Kosten der Therapie – informiert werden und sein Einverständnis zum gesamten, oft sehr langwierigen Behandlungsplan geben.

In den letzten Jahren verstärken sich die Bemühungen, die nicht selten über mehrere Jahre sich erstreckenden klassischen analytischen Therapien durch Kurz- und Fokaltherapien zu ersetzen. Entsprechende Modelle wurden von Balint (1973) und Klüwer (1977) entwickelt.

8.3.2.4
Psychodrama

Jakob L. Moreno, der in den 20er Jahren das Psychodrama eingeführt hat, verstand diese Therapieform als Methode, »die Wahrheit der Seele durch Handeln zu ergründen«. Diese Form der Psychotherapie eignet sich besonders bei umschriebenen Ängsten, die in einem Gruppensetting wirklichkeitsnah nachgestellt werden können. Solche Ängste erfüllen häufig die diagnostische Definition der sozialen Phobien.

Das klassische Psychodrama gliedert sich im Laufe einer Sitzung in drei Phasen: die Aufwärmphase, die Handlungsphase und die Abschlußphase. In der Aufwärmphase soll durch geeignete Übungen eine Atmosphäre geschaffen werden, die Offenheit und gegenseitiges Vertrauen zuläßt. In der Handlungsphase werden Situationen – geträumte, phantasierte oder reale – durchgespielt, um die dabei auftretenden Ängste einer Bearbeitung und Therapie zugänglich zu machen. In der Abschlußphase kehren die »Darsteller« von der Bühne wieder in die Gesprächsrunde zurück. Von den übrigen Teilnehmern wird der jeweilige Vortrag der verschiedenen Protagonisten mit Anteilnahme, mit Ratschlag oder auch kritisch diskutiert.

Ein besonderer Vorteil ist es, daß die Methode des Psychodramas nicht nur bei extravertierten Patienten eine hohe primäre Akzeptanz hat. Psychodrama kann in kleineren Gruppen, aber auch in Großgruppen (als »Soziodrama«) durchgeführt werden. Beim Psychodrama kann auch therapeutisches Hilfspersonal eingesetzt werden.

Im Rahmen des Psychodramas werden u. a. folgende Techniken angewendet:

- **»Doppeln«:** Ein Gruppenmitglied, z. B. ein Mitpatient oder auch der Therapeut selbst, sitzt hinter dem vortragenden Patienten (Protagonisten), übernimmt dessen Ängste und Einstellungen und trägt stellvertretend für ihn vor.

- **»Spiegeln«:** Der Angstpatient als Protagonist spielt eine typische Szene seines Angsterlebens; diese Szene wird wiederholt und ein anderes Gruppenmitglied – als Antagonist oder auch als Hilfs-Ich bezeichnet – imitiert die Rolle des ursprünglichen Protagonisten so genau wie möglich, damit dieser sein Verhalten und seinen Anteil an der Szene »gespiegelt« bekommt. Eine ähnliche Technik ist der Rollentausch innerhalb einer Szenenwiederholung.

8.3.2.5
Progressive Muskelentspannung

In den 30er Jahren wurde diese Form der Entspannungstherapie von Edmund Jacobson entwickelt und hat seither zahlreiche Modifikationen erfahren. Die progressive Muskelrelaxation ist ein zentraler Bestandteil verschiedener Verhaltenstherapietechniken, insbesondere der systematischen Desensibilisierung. Das Ziel der progressiven Muskelrelaxation ist, alle quergestreiften Muskeln des Körpers willkürlich zu entspannen. Entscheidende Vorbedingung ist dabei eine bewußte Körperwahrnehmung. Über die muskuläre Entspannung kommt es im Rahmen eines sog. Generalisierungseffekts zu einer Minderung von erlebter Angst, zu einer Harmonisierung deregulierter vegetativer Funktionen sowie anderer körperlicher und kognitiver Symptome der Angst. In der Verhaltenspsychologie steht die dabei erlebte (muskuläre) Entspannung als diskriminativer Stimulus für eine allgemeine Angstlösung.

Praktisches Vorgehen zum Erlernen der Entspannungstechnik

Lernphasen:

1. Verschiedene Muskelgruppen werden in einer systematischen Vorgehensweise für die Dauer von etwa 5–30 Sekunden so intensiv angespannt, daß es eben noch als angenehm erlebt wird.
2. Gleichzeitig soll versucht werden, die Anspannung detailliert zu beobachten und bewußt zu erleben.
3. Nach der oben angegebenen Zeit soll die muskuläre Anspannung wieder losgelassen werden.
4. Gleichzeitig soll die Entspannung wieder bewußt beobachtet und erlebt werden.

Die hier beschriebene Technik wurde in zahlreichen Studien geprüft und ist als wirksam nachgewiesen. Erfolgreich erwies sich die progressive Muskelrelaxation nicht nur bei Angstsyndromen und Spannungszuständen, sondern auch bei arterieller Hypertonie, bei Spannungskopfschmerzen, bei Schlafstörungen und bei Erkrankungen, die mit muskulären Verspannungen einhergehen. Die progressive Muskelrelaxation ist leicht zu erlernen, hat keine unerwünschten Wirkungen und ist im Gegensatz zu anderen Entspannungsverfahren, wie z. B. Yoga, frei von philosophischen oder kulturellen Konnotationen.

8.3.2.6
Autogenes Training

Das autogene Training wurde etwa gleichzeitig wie die progressive Muskelentspannung in den 30er Jahren von J. H. Schultz entwickelt und ist das am häufigsten eingesetzte Entspannungsverfahren. Mit dem Adjektiv »autogen« wird das Verfahren als »selbst gestaltendes Üben« definiert. Autogenes Training kann in zahlreichen Einrichtungen der Erwachsenenbildung wie z. B. an Volkshochschulen erlernt werden.

Durch die Körperhaltung, durch geeignete Kleidung, durch Konzentration auf eigene, als neutral oder angenehm empfundene Körperfunktionen wird eine Reizabschirmung erreicht; diese führt zu einer primären Muskelentspannung und über eine zentrale Koppelung mit autonomen Funktionen auch zur Entspannung glatter Muskulatur. Im Rahmen eines auch für andere Entspannungsverfahren postulierten Generalisierungseffekts kommt es zu einer allgemeinen psychischen Entspannung und Angstreduktion.

Autogenes Training wird üblicherweise zunächst in einer Grundstufe vermittelt, der eine Oberstufe folgen kann. Folgende, nach zunehmendem Schwierigkeitsgrad beim Erlernen geordnete Übungen, sollen beim autogenen Training erlernt werden: Schwereübungen, Wärmeübungen, Atemübungen, Herzübungen, Sonnengeflechtsübungen, Stirnkühleübungen.

Die erwünschten Wirkungen des autogenen Trainings stellen sich in der Regel erst nach Wochen bis Monaten ein. Entscheidend für die Wirksamkeit – eine gewisse Grundbegabung, sich entspannen zu können vorausgesetzt – ist konsequentes und regelmäßiges Training. Die Erfahrung zeigt, daß nur wenige Patienten, wenn sie vom Therapeuten nicht regelmäßig dazu angehalten werden, ausreichend lange Übungsperioden durchhalten, um therapeutische Effizienz zu erreichen.

8.3.2.7
Biofeedback

Die Biofeedbackbehandlung wurde bislang vorwiegend als therapeutische Technik bei psychosomatischen und körperlichen Erkrankungen angewandt. In jüngster Zeit ist diskutiert worden, ob diese Methode auch bei psychiatrischen Erkrankungen im engeren Sinne erfolgreich sein kann.

Das der Biofeedbackbehandlung zugrunde liegende theoretische Konstrukt geht von folgenden 3 Komponenten der Angst aus:

- der subjektiv erlebten Gefühlsqualität,
- dem offenkundigen motorischen Verhalten und
- den physiologisch-vegetativen Symptomen.

Die Biofeedbacktherapie zielt auf eine normalisierende Beeinflussung der vegetativen Symptome, wobei postuliert wird, daß damit auch die übrigen Komponenten der Angst gebessert werden. Als Zielsymptome kommen also alle körperlichen Komponenten der Angst in Frage, wie z. B. Änderung von Herzfrequenz, Blutdruck, Atmung, Schweißsekretion, Hauttemperatur, Muskeltonus und andere Symptome. Anstelle der verbalen Rückmeldung von Angsterleben an den Therapeuten wie z. B. bei der systematischen Desensibilisierung, tritt hier ein technisch-biologisches Feedback, wobei über Elektroenzephalogramm, Elektromyogramm, Hautleitwiderstand oder Blutdruck dem Therapeuten wie dem Patienten der Grad der Entspannung vermittelt wird. Die Annahme, daß alle Komponenten der Angst gebessert werden können, wenn die vegetativen Begleitkomponenten der Angst, wie z. B. die Steigerung der Herzfrequenz, unter Kontrolle gebracht werden, mag naiv erscheinen. In der Tat haben auch die bisher durchgeführten Untersuchungen allenfalls für das frontale EMG-Feedback Hinweise auf eine therapeutische Wirksamkeit bei Angstsyndromen erbracht. Als primäre oder alleinige Therapie von Angstsyndromen kommt Biofeedbacktraining nicht in Frage; dagegen kann diese Methode trotzt ihres beträchtlichen technischen Aufwandes als Adjuvans bei wenigen ausgewählten Patienten in Kombination mit pharmakologischen, aufdeckend-psychotherapeutischen oder verhaltenstherapeutischen Maßnahmen indiziert sein.

LITERATUR

Balint M, Ohrnstein PH, Balint E (1973) Ein Beispiel angewandter Psychoanalyse. Suhrkamp, Frankfurt

Bartling G, Fliegenbaum W (1980) Reizüberflutung. Theorie und Praxis. Kohlhammer, Stuttgart

Buchheim P, Bandelow B (Hrsg) (1997) Psychotherapie und Psychopharmaka. Störungsorientierte Behandlungsansätze – kombinierte Therapie. Schattauer, Stuttgart

Heimberg RG, Dodge CS, Becker RE (1987) Social phobia, in: Michelson L, Ascher LM, Anxiety and stress disorders. Cognitive-behavioral assessment and treatment. Guilford, New York London

Jacobsen E (1938) Progressive relaxation. Chicago Univ Press, Chicago

Kanfer FH, Reinecker H, Schmelzer D (1996) Selbstmanagement-Therapie – Ein Lehrburch für die klnische Praxis, 2. Aufl. Springer, Berlin Heidelberg New York Tokyo

Klüwer R (1977) Psychoanalytische Fokaltherapie, in: Die Psychologie des 20. Jahrhunderts, Bd III. Kindler, Zürich

Mathews A, Gelder M, Johnston D (1988) Agoraphobie. Eine Anleitung zur Durchführung einer Exposition in vivo unter Einsatz eines Selbsthilfemanuals. Springer, Berlin Heidelberg New York Tokyo

Moreno JL (1973) Gruppenpsychotherapie und Psychodrama – Einleitung in die Theorie und Praxis, 2. Aufl. Stuttgart, Thieme

Redmond DE (1979) New and old evidence for the involvement of a brain norepinephine system in anxiety. In: Fann WE, Karacan I, Porkorny AD, Williams RED (eds) Phenomenology and treatment of anxiety. SP Medical and Scientific Books, New York

Schultz JH (1991) Das Autogene Training, 19. Aufl. Thieme, Stuttgart

Kasuistiken

9.1
Panikattacken

Eine 47jährige Hausfrau wird von ihrem Nervenarzt wegen massiver, plötzlicher Angstzustände in stationäre Behandlung überwiesen.

Die anfallsförmigen Angstzustände waren erstmals ein Jahr nach dem
Tode der Mutter (Mammakarzinom mit Knochenmetastasen) aufgetreten.
Die Angstzustände überfielen die Patientin überraschend und aus völligem
Wohlbefinden; sie gingen mit Brennen im Brustbereich und im gesamten
Körper einher. In diesen Zuständen hatte die Patientin ein Gefühl der
Pelzigkeit an den Händen und im Mundbereich. Es kam zu einer Beschleu-
nigung der Herztätigkeit sowie zu einer Intensivierung der Atmung. Die
Finger verkrampften sich nach innen. In den Angstzuständen glaubte die
Patientin schließlich, daß sie sterben müsse.

Die Angstzustände dauerten manchmal bis zu 2 h; danach bestand oft
noch tagelanges Brennen im Körper. Da die Symptome als »klimakterische
Beschwerden« aufgefaßt wurden, erfolgte eine Hormonbehandlung. Es
kam jedoch nicht zu einer Besserung.

Die in den ersten Tagen nach der stationären Aufnahme auftretenden
Panikattacken wurden mit Einzelgaben von Benzodiazepinen kupiert.
Unter der nachfolgenden Imipramin-Therapie traten keine weiteren
Panikattacken auf.

Diagnose: Paniksyndrom (F 41.0)

9.2
Phobisches Syndrom – Panikattacken – Depressives Syndrom

Eine 52jährige, seit einigen Monaten arbeitslose Verwaltungsangestellte kommt in die nervenärztliche Sprechstunde, weil ihr ein Rentenantrag abgelehnt worden ist.

Die Patientin berichtet bereits im ersten Gespräch, daß sie seit mehr als 20 Jahren an Angstzuständen leide, die ohne äußeren Anlaß aufträten und in Abständen von einigen Wochen wiederkehrten. Sie habe dann das Gefühl zu sterben, habe Angst, den Verstand zu verlieren, sei wie abwesend und voller Hoffnungslosigkeit. Gleichzeitig würde Kribbeln am rechten Arm und Brennen in der rechten Gesichtshälfte auftreten. Diese Zustände hätten oft bis zu 20 Minuten gedauert. Im Laufe der Zeit hätten sich vorbestehende Ängste verstärkt (Angst vor engen Räumen, Angst in einen Bus zu steigen oder einen Lift zu betreten); allmählich hätten sich die Angstzustände auf nahezu alle Lebensbereiche erstreckt. Nur in der eigenen Wohnung sei sie weitgehend verschont geblieben. Zuletzt habe sie aber auch in ihrer Wohnung nicht mehr alleine sein können. Der Ehemann sollte sich möglichst immer in ihrer Nähe aufhalten. Als der Ehemann dann vor einigen Jahren nach kurzer Krankheitsdauer an einem Hirntumor starb, kamen zu den Angstzuständen zusätzliche Symptome wie Antriebslosigkeit, Appetitstörungen, Schlafstörungen, morgendliches Stimmungstief und Lebensüberdruß hinzu.

Die Patientin wurde antidepressiv behandelt; gleichzeitig wurde eine Verhaltenstherapie eingeleitet, um dem Vermeidungsverhalten (z. B. die Wohnung nicht mehr zu verlassen) entgegenzuwirken. Gleichzeitig wurde eine Gesprächspsychotherapie durchgeführt mit dem Ziel, das Selbstwertgefühl der Patientin zu stärken.

Die Beschwerden der Patientin wurden als primäre Angsterkrankung diagnostiziert, die im Krankheitsverlauf zu einer sekundären Angstgeneralisierung geführt hatte, so daß sie auch in den früher angstfreien Anfallsintervallen zunehmend ängstlich war. Im Zusammenhang damit kam es zu angstbedingtem Vermeidungsverhalten, das einen sekundären Krankheitsgewinn zur Folge hatte. Als das Vermeidungsverhalten durch den Tod des Ehemannes nicht mehr aufrecht erhalten werden konnte, kam es schließlich zu einer depressiven Verstimmung.

Unter stationären Bedingungen wurde zunächst eine medikamentöse Therapie mit Nefazodon 200 mg/die durchgeführt. Gleichzeitig wurde im Rahmen einer systematischen Desensibilisierung das sich während des

Krankheitsverlaufs herausgebildete phobische Verhalten abgebaut. Nach etwa einer Woche zeigte sich eine erste diskrete Besserung, die nach zwei Wochen zu einem umfassenden Rückgang aller Beschwerden führte. Die medikamentöse Behandlung wurde über ein halbes Jahr nach Eintritt der Besserung bzw. Entlassung aus der stationären Behandlung mit 100 mg/die Nefazodon fortgeführt. Die Patientin ist seither in ambulanter Betreuung und beschwerdefrei.

Diagnose: Phobisches Syndrom – Panikattacken – Depressives Syndrom
(F 40.0; 41.0; 41.2)

9.3
Generalisiertes Angstsyndrom

Ein 29jähriger, lediger Patient wird von einer Medizinischen Klinik erstmals zu einer stationären psychiatrischen Behandlung eingewiesen.

Der Patient wuchs als mittleres von fünf Geschwistern in der ehemaligen DDR auf, besuchte dort die Grundschule und später – mit durchschnittlichem Erfolg – auch das Gymnasium. Die Schule brach er zwei Jahre vor dem Abitur ab, »weil er keine Lust mehr hatte«. Er absolvierte erfolgreich eine Feinmechanikerlehre, verließ unmittelbar nach der Grenzöffnung die ehemalige DDR und lebt jetzt mit einer 17 Jahre älteren Freundin in einer bayerischen Kleinstadt. Zur Zeit ist er arbeitslos.

Seit seinem 18. Lebensjahr ist er sehr häufig krankgeschrieben und wird immer wieder stationär in Kliniken aufgenommen (Diagnosen: z. B. »Akutes Abdomen«, »Verdacht auf Herzinfarkt«, »Alkoholmißbrauch«, »Selbstschädigendes Verhalten«). Zu einer Überweisung an einen Nervenarzt oder zu einer Einweisung in eine psychiatrische Klinik kam es nicht.

Auf eingehende Befragung berichtet der Patient schließlich, daß er seit seinem 18. Lebensjahr von kontinuierlich zunehmenden Ängsten beherrscht wurde. Er litt unter der Angst, daß »jeden Moment etwas auf ihn einschlagen könne«. Die Ängste wechselten in ihrer Intensität und in Abhängigkeit von der jeweiligen Lebenssituation. Am sichersten fühlte er sich noch in Krankenhäusern, dort am sichersten auf der Intensivstation. Wenn nach der Entlassung aus dem Krankenhaus wieder Angstzustände auftraten, habe er Krankheiten und Beschwerden vorgetäuscht, um wieder stationär aufgenommen zu werden. Selbst chirurgische Eingriffe akzeptierte der Patient, obwohl er wußte, daß sie nicht notwendig waren; sie trugen jedoch dazu bei, den für ihn angstlindernd wirkenden Krankenhausaufenthalt zu verlängern.

Außerhalb der Kliniken fühlte er sich noch am besten, wenn er Alkohol
getrunken hatte. Aus dem anfänglichen »Selbstbehandlungsversuch« mit
Alkohol entwickelte sich schließlich ein massiver Alkoholmißbrauch.

Stationär mußte initial die Alkoholkrankheit behandelt werden; nach
Entgiftung und Alkoholentwöhnungstherapie wurde eine von vornherein
als langfristige Behandlung geplante Therapie mit Buspiron eingeleitet.

Diagnose: Generalisiertes Angstsyndrom; sekundärer Alkoholismus
           (F 41.1)

9.4
Phobisches Syndrom – Soziale Phobie

Ein 23jähriger Wehrpflichtiger wird zwei Monate nach der Einberufung zur
Bundeswehr wegen akuter Suizidgefährdung in ein Fachkrankenhaus für
Psychiatrie überwiesen.

Der Patient ist in einer mitteldeutschen Kleinstadt in bürgerlichem
Milieu mit zwei jüngeren Schwestern aufgewachsen. Der Vater hat ein eigenes Baugeschäft. Nach Abschluß der Hauptschule mit durchschnittlichen
Leistungen mußte der Patient auf Weisung des Vaters eine Maurerlehre
beginnen, obwohl er lieber einen anderen Beruf gewählt hätte. Im ersten
Berufsgrundschuljahr – im Alter von 16 Jahren – traten erstmals Angstzustände auf, wenn er mit mehreren, ihm unbekannten Personen zusammentraf. Der Patient verlor in solchen Situationen sein Selbstvertrauen,
bekam Herzklopfen, begann zu schwitzen und verspürte Hitzegefühl im
Kopf. Wenn er sprechen wollte, stotterte er und hatte ein Kloßgefühl im
Hals. Er versuchte, solche angstmachenden Situationen zu vermeiden oder
ihnen möglichst bald zu entkommen. Durch dieses Vermeidungsverhalten
gelang es ihm, im Laufe der Jahre mit seinen Problemen umzugehen. Er
schloß seine Maurerlehre ab, übte den Beruf jedoch nie aus, sondern arbeitete im Betrieb des Vaters. Vor der Einberufung zur Bundeswehr führte er
in diesem Betrieb eine Kolonne mit mehreren Arbeitern.

In dieser Zeit traten Angstzustände nur auf, wenn neue Mitarbeiter im
väterlichen Betrieb eingestellt wurden. Abgesehen von der täglichen Arbeit
lebte der Patient sehr zurückgezogen, hatte kaum Freunde. Die Beziehung
zu einer Freundin, die ihn »an der Nase herumführte«, bezeichnet er als
»unglückliche Liebe«.

Schon in der Erwartung der bevorstehenden Einberufung traten die Angstzustände wieder auf. Nach dem Eintritt in die Bundeswehr konnte sich der Patient Kontakten mit anderen Menschen nur dadurch entziehen, daß er sich krank meldete. Aber schon die Vorstellung, schließlich doch eines Tages im normalen Dienstbetrieb wieder mit vielen Menschen zusammenkommen zu müssen, rief so intensive Angst hervor, daß er nur einen Suizid als Ausweg vor sich sah. In dieser Situation wurde er in die Klinik eingewiesen.

In der Klinik wurde eine Behandlung mit einem Antidepressivum (Clomipramin) begonnen, die von Anfang an als Dauertherapie geplant war. Außerdem wurde dem Patienten Verhaltenstherapie in Form des Rollenspiels angeboten.

Diagnose: Soziale Phobie (F 40.1)

9.5
Somatisierungsstörung

Eine 48jährige, ledige Patientin kommt auf Drängen ihres fünf Jahre jüngeren Lebensgefährten zur stationären Aufnahme in die Psychiatrische Klinik.

Die Patientin ist davon überzeugt, körperlich krank zu sein; sie leide an einem »Darmverschluß«. Das ärztliche Gespräch bei der Aufnahme gestaltet sich schwierig, da die Patientin psychiatrische Diagnostik vehement ablehnt.

Die Patientin wuchs mit einem zwei Jahre jüngeren Bruder unter wohlhabenden Verhältnissen in einer vom Vater dominierten Familie auf.

Im 18. Lebensjahr – noch während der Gymnasialzeit – wurde die Patientin in einer Liebesbeziehung mit einem Mitschüler schwanger. Die Schwangerschaft wurde ausgetragen; die Patientin trennte sich noch während der Schwangerschaft vom Vater des Kindes. Die inzwischen 29-jährige Tochter entwickelte wahrscheinlich eine Bulimie.

Seit der ungewollten Schwangerschaft leidet die Patientin unter vielfältigen körperlichen Beschwerden. Gastrointestinale Beschwerden standen immer wieder im Vordergrund (»Bauchkrämpfe«; »Angst, der Darm sei verschlossen«). Zahlreiche, über Jahre hinweg durchgeführte diagnostische Maßnahmen ergaben keine wesentlichen Befunde. Wegen des immer wieder befürchteten »Darmverschlusses« entwickelte sich ein ausgeprägter Laxantienabusus.

Die vorgealterte und abgehärmt wirkende, fast kachektische Patientin ist ängstlich, ist depressiv, weint und klammert sich an den begleitenden Lebensgefährten. Im Denken ist sie völlig auf ihre körperlichen Beschwerden eingeengt. Wegen des drohenden Darmverschlusses fordert sie sofort Abführmittel. Wenn dieser Forderung nicht nachgegeben würde, würde sie unverzüglich die Klinik verlassen, zumal sie in einer psychiatrischen Klinik ohnehin »fehl am Platze« sei.

Die Patientin wurde antidepressiv mit Clomipramin 150 mg/die und anxiolytisch mit Buspiron 5 mg/die behandelt; zur Schlafregulierung erhielt sie Promethazin 25 mg. Über eine stützende Psychotherapie konnte eine bessere Kooperation erreicht werden. Nach einem Zeitraum von sechs bis acht Wochen kam es zu einer Linderung der als »Darmverschluß« von der Patientin gewerteten somatisierten Beschwerden und zu einer deutlichen Reduktion der ängstlichen Fixierung auf den Bauch. In der inzwischen zweijährige Nachbehandlungszeit (mit Fortführung der stützenden Psychotherapie) kam es nicht mehr zu Angstzuständen.

Diagnose: Somatisierungsstörung (F 45.0)

9.6
Posttraumatisches Belastungssyndrom

Eine 28-jährige Bankkauffrau wird als Beifahrerin in einem PKW bei einem Verkehrsunfall schwer verletzt. Auf das in einem Autobahnstau als letztes zum Stehen kommende Auto fuhr ein schwerer PKW mit hoher Geschwindigkeit auf. Die Patientin erlitt eine Oberschenkelfraktur und wurde in letzter Minute aus dem brennenden Fahrzeug herausgezogen. Sie erinnert sich an alle Einzelheiten, erlebte die Ereignisse jedoch »wie neben sich stehend«. Die Oberschenkelfraktur wurde in einer chirurgischen Klinik operativ versorgt (Nagelung). Der Heilungsverlauf war komplikationslos. Die Patientin mußte einige Zeit Krücken benutzen.

Unmittelbar nach der Aufnahme in die chirurgische Klinik war die Patientin eher gehobener, heiterer Stimmung. Dann stellten sich jedoch zunehmend häufig Angst und Todesgedanken ein. Sie litt unter Schlafstörungen und Alpträumen. Oft stand ihr die Szene mit dem brennenden Auto vor Augen.

Einige Monate nach dem Unfall kam es beim Besuch eines Kaufhauses ohne ersichtlichen Grund plötzlich zu einer schweren Angstattacke mit

Herzrasen, Schweißausbruch, Verschwommensehen, Benommenheit und exzessiver Todesangst. In der Folgezeit erlebte die Patientin wöchentlich mehrere dieser Angstattacken. Dann entwickelten sich Grübeleien, eine pessimistische Grundhaltung, Leistungsunfähigkeit, Freudlosigkeit und das Gefühl, sie müsse für etwas bestraft werden. In dieser Zeit ging die Beziehung zu ihrem Freund auseinander.

Die Patientin wurde in nervenärztliche Behandlung überwiesen, weil das Krankheitsbild als posttraumatisches Belastungssyndrom aufgefaßt wurde.

Bei der ambulanten Untersuchung in der Nervenarztpraxis wurde auf der Seite der Oberschenkelfraktur (!) eine auffallende Reflexbetonung gefunden. Daraufhin wurde ein craniales Computertomogramm durchgeführt, das – korrespondierend zur Reflexbetonung – eine leichte Erweiterung des Unterhorns, sowie eine Hirnsubstanzminderung am Temporalpol und am Eingang zur Inselzisterne zeigte.

Das Krankheitsbild ist damit multifaktoriell einerseits als posttraumatisches Belastungssyndrom mit typischem traumatischem Wiedererinnern der Unfallsituation, andererseits als Schädelhirntrauma zu deuten.

Die frühzeitig begonnene Psychotherapie führte im Verlauf von zwei Jahren zu einer stetig fortschreitenden, deutlichen Besserung.

Diagnose: Posttraumatisches Belastungssyndrom (F 43.1)
                    Paniksyndrom (F 41.0)
                    Temporobasale Hirnkontusion (S 06.3)

9.7
»Angstzittern«

Die 45-jährige Patientin wird zum Nervenarzt überwiesen, da bei ihr seit einigen Monaten unter körperlichen und psychischen Belastungen ein rechtsbetontes Zittern der Hände auftrat. Dieses Zittern verstärkte sich u.a. bei Fremdbeobachtung so erheblich, daß sie in einer Kaffeerunde den Kaffee verschüttete. Während eines Urlaubs waren die Beschwerden praktisch verschwunden, traten dann aber zu Hause wieder unverändert auf.

Die Patientin berichtet, daß sie in diesen Zuständen sehr ängstlich und nervös werde; sie begänne zu schwitzen, bekäme Herzjagen. In der letzten Zeit lasse ihre Leistungsfähigkeit deutlich nach und sie habe Schlafstörungen. Depressiv sei sie jedoch nicht.

Vor drei Jahren war bei der Patientin ein Melanom entfernt worden. Bei den in der Folgezeit durchgeführten routinemäßigen Verlaufsuntersuchungen seien in den letzten Monaten erhöhte Leberenzyme aufgefallen. Weitere Untersuchungen hätten jedoch keinen Rezidivhinweis ergeben.

Bei der Patientin besteht ein rechtsbetonter, eher mittelfrequenter Ruhetremor der Hände. Die Patientin schildert gelegentliches Übergreifen dieses Zitterns auf den Rumpf mit »innerem Vibrieren«. Der neurologische Befund war unauffällig. Es ergaben sich keine Hinweise für ein Parkinson-Syndrom oder eine familiäre Tremorbelastung.

In der Zeit des Auftretens der Beschwerden litt die Patientin an der Angst, daß sich ein Melanomrezidiv entwickeln könne.

Der Nervenarzt veranlaßte die Überweisung zum Endokrinologen, der eine floride Hyperthyreose vom Typ Basedow feststellte.
TSH war suprimiert. Die peripheren Schilddrüsenhormonwerte FT3/FT4 waren extrem erhöht. Von den Schilddrüsenautoantikörpern lagen TGAk im Normbereich; TRAK waren leicht, MAK deutlich erhöht. Augenärztlich fand sich eine beginnende endokrine Orbitopathie. Sekundäre Amenorrhoe und Kalziummmobilisation (bei langdauernder Hyperthyreose) hatte auch zu grenzwertiger sekundärer präklinischer Osteoporose geführt. Ferner bestand Hyperlipidämie vom Typ IIA nach Fredrickson. Unter Carbimazol sowie weiterer entsprechender Medikation konnte im Verlauf von einigen Monaten eine völlige Normalisierung der Schilddrüsenfunktion erzielt werden. Sämtliche Schilddrüsenautoantikörper waren nicht mehr nachweisbar.

Die Patientin war beschwerdefrei, auch der Tremor war verschwunden. Das von der Patientin befürchtete Melanomrezidiv konnte durch weitere Untersuchungen glücklicherweise und sicher ausgeschlossen werden.

Diagnose: Organisches Angstsyndrom (F 06.4)
                bei Hyperthyreose (Morbus Basedow) (E 05.0)

9.8
»Angstanfälle« – Paniksyndrom – Zwangssyndrom

Eine verheiratete, 52-jährige Gymnasiallehrerin, Mutter von drei Kindern, litt zeitlebens unter besonderer Ängstlichkeit, Angstanfällen und einem – nach ihren Worten – »wellenförmigen seelischen Befinden«, in dem sie teils aktiv und leistungsfähig, teils subdepressiv, antriebsgemindert war.

Als Kind hatte die Patientin unter Angstträumen, Pavor nocturnus und Dunkelangst gelitten. Bei einem Partnerschaftskonflikt hatte sie einen Suizidversuch unternommen. Es wurde eine »angstneurotische Erkrankung« diagnostiziert und eine – dann über Jahre hinweg durchgeführte – analytisch orientierte Psychotherapie eingeleitet.

Anfälle, die bei der Patientin im jüngeren Lebensalter begannen, bestanden in plötzlich auftretender, heftiger Angst, Palpitationen, Atemnot, Schwitzen, Schwächegefühl, unwirklichem Realitätsempfinden und der Angst »durchzudrehen«. Als die Patientin bereits verheiratet war und Kinder hatte, traten zusätzlich Zwangsgedanken mit sexuellen und aggressiven Inhalten auf (z. B. die Kinder mit scharfen Gegenständen oder Werkzeugen verletzen zu müssen). Auch Wasch-, Reinigungs- und Kontrollzwänge sowie phobische Befürchtungen kamen vor. Symptomorientierte Verhaltenstherapie war wenig erfolgreich. Die Patientin mußte ihren Beruf aufgeben und zeigte zunehmendes Rückzugsverhalten.

Nach dieser Vorgeschichte mit vielfältiger Angstsymptomatik begann im mittleren Lebensalter der Patientin der zweite Teil der Krankheitsgeschichte. Bei fortdauernden Angstanfällen kam es nun zu einer Vielzahl zerebraler Anfallsformen, oft durch eine initiale Angstaura angekündigt. Bei einem Anfallstyp traten regenbogenfarbige Ringe und Kreise auf, die sich wellenförmig aufeinander zubewegten. Der Raum war dabei oft von leuchtender Helligkeit, von einem inneren Licht erfüllt, »wie wenn die Welt zur Lampe geworden ist«. Gelegentlich glaubte die Patientin, dabei über dem Boden zu schweben. Bei einem anderen Anfallstyp traten geometrische und perspektivische Verzerrungen auf, so daß ein betrachtetes Bild halbiert erschien und die Hälften ineinander verschoben waren; das erinnerte die Patientin an Picasso-Bilder. Zuweilen hatte die Patientin den Eindruck, daß die Umgebung in bedrohlicher Weise an sie heranrückte; eindeutige Makro- oder Mikropsien hatte sie nicht. Bei einem weiteren Anfallstyp sah sie unvermittelt einige Bauern in einer altertümlichen, dunklen Arbeitskleidung bei der Feldarbeit oder die Gruppe stand starr und unbewegt da, wie in einer Museumsvitrine. Als vierter Anfallstyp kamen generalisierte Krampfanfälle vor. Das Computertomogramm zeigte nunmehr einen links temporalen, in die Inselregion reichenden Tumor, ein nicht operables Oligodendrogliom. Nach Hinzutreten neurologischer Defizite verstarb die Patientin nach einem Interventionsversuch mit Liquordrainage am Hirndruck.

Die Leidensgeschichte der Patientin weist ein ungewöhnliches, seltenes Zusammentreffen psychiatrischer und neurologischer Störungen auf, zeigt aber gleichzeitig die zuweilen enge Verflechtung dieser Symptome. In der älteren Literatur wurde eine derartige psychiatrische, angstneurotische Vorgeschichte auch als »pseudoneurotisches Prodromalstadium« langsam wachsender, mittelliniennaher und temporaler Prozesse (z. B. Gliome) beschrieben. In der neueren Literatur wird darauf hingewiesen, daß die Angstanfälle im Rahmen eines Anfallsleidens sich in ihren Symptomen von Panikanfällen nicht unterscheiden müssen und eine klinische Differenzierung oft nur aufgrund von Anfallsablauf und Persönlichkeitsmerkmalen möglich ist. Deswegen ist zwar keinesfalls bei jedem Panikanfall an eine hirnorganische Ursache zu denken – eine sorgfältige neurologische Untersuchung mit Verlaufskontrollen ist jedoch bei Therapieresistenz und anderen Auffälligkeiten geboten. Die phänomenologischen Überschneidungen der unterschiedlichen Angstsyndrome lassen sich außerdem als Hinweis dafür werten, daß bei allen Angstformen – trotz unterschiedlicher Pathophysiologie – temporale und limbische Hirnstrukturen von besonderer Bedeutung sind.

Diagnose: Komplex-fokale Anfälle mit Angstauren (G 40.2)
bei (mittelliniennahem, temporobasalem) Oligodendrogliom (C 71.2, M 9451.3);
anamnestisch: Paniksyndrom (F 41.0); Zwangssyndrom (F 42)

Sachverzeichnis

Springer und Umwelt

Als internationaler wissenschaftlicher Verlag sind wir uns unserer besonderen Verpflichtung der Umwelt gegenüber bewußt und beziehen umweltorientierte Grundsätze in Unternehmensentscheidungen mit ein. Von unseren Geschäftspartnern (Druckereien, Papierfabriken, Verpackungsherstellern usw.) verlangen wir, daß sie sowohl beim Herstellungsprozess selbst als auch beim Einsatz der zur Verwendung kommenden Materialien ökologische Gesichtspunkte berücksichtigen. Das für dieses Buch verwendete Papier ist aus chlorfrei bzw. chlorarm hergestelltem Zellstoff gefertigt und im pH-Wert neutral.

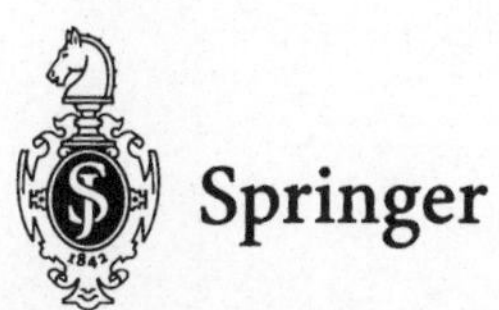

Springer